Gert und Marlén von Kunhardt

Gert und Marlén von Kunhardt

Helle Köpfe
braucht das Land

Ein Weg zur Intelligenz, zum Glück
und zur Leistungsfähigkeit

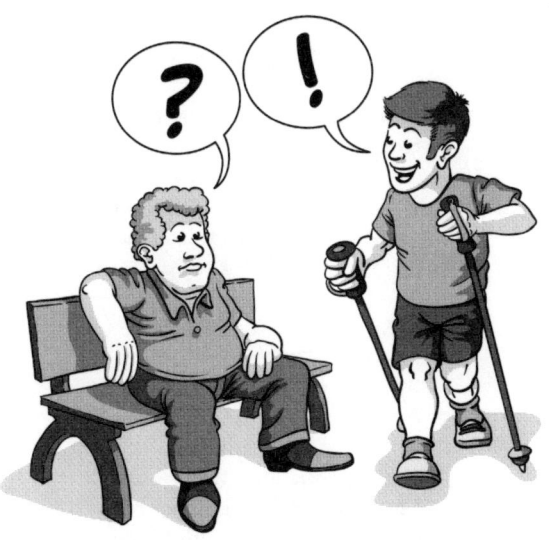

johannis

**Bibliografische Information der
Deutschen Nationalbibliothek**
Die Deutsche Nationalbibliothek verzeichnet diese
Publikation in der Deutschen Nationalbibliografie; detaillierte
bibliografische Daten sind im Internet über
http://dnb.d-nb.de abrufbar.

ISBN 978-3-501-01638-1

Bestell-Nr. 77899
© 2009 by Verlag der St.-Johannis-Druckerei,
Lahr/Schwarzwald
Umschlaggestaltung: Horst Klatt
Illustrationen: Karl Bihlmeier
Gesamtherstellung: St.-Johannis-Druckerei,
Lahr/Schwarzwald
Printed in Germany   17194/2009

www.johannis-verlag.de

Für unsere Enkel
Fritz, Paul, Lukas, Maria, Lara und Lilli
als Ermutigung

Zielgruppe

- ➪ Eltern
- ➪ Übergewichtige
- ➪ Generation 50 Plus
- ➪ Trainer
- ➪ Lehrer
- ➪ Coaches
- ➪ Politiker
- ➪ Sportpädagogen
- ➪ Übungsleiter
- ➪ Diabetiker
- ➪ Erzieher
- ➪ Kindergärtner
- ➪ Jugendbetreuer

Inhaltsverzeichnis

Vorwort

Die Hälfte der Deutschen sind zu dick, Schulkinder werden auch immer gewichtiger, können aber weniger gut sprechen und zeichnen als ihre Vorgänger von vor dreißig Jahren. Schulen müssen immer häufiger Sprachkurse anbieten, damit die Erstklässler dem Unterricht überhaupt folgen können. Übrigens sind zwar oft Migrantenkinder gemeint, aber immer häufiger sind auch die einheimischen Kinder davon betroffen.

Um für das Leben gewappnet zu sein, müssen wir in der Schule vorbereitet werden und kapieren, wie es in der Welt so zugeht. Dieses Begreifen entwickelt der Mensch buchstäblich über das körperlich muskuläre »Begreifen« von Gegenständen, Ausprobieren, Testen, Fokussieren, Adaptieren, Antizipieren, Balancieren, Hand-Auge-Koordinieren usw.

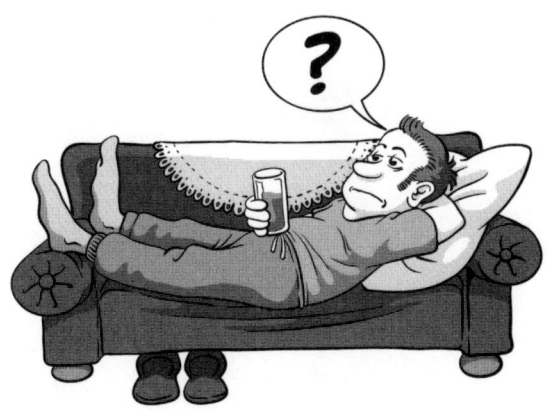

Kommt das zu kurz, besteht die Gefahr, diesen Mangel als Muster für das ganze Leben zu übernehmen. Die Folgen kann sich jeder ausmalen. Wie dieser Entwicklung entgegengewirkt werden kann, wollen wir hier zeigen.

Dieses Buch richtet sich nicht nur an Eltern, Erzieher und Lehrer, sondern an jeden von uns. Die hier aufgezeigten Erkenntnisse und Möglichkeiten bieten die große Chance, in allen Altersgruppen ein gesundheitsoptimiertes, glückliches und erfolgreiches Leben zu gestalten und unsere körperliche und geistige Leistungsfähigkeit durch Bewegung zu verbessern. Jeder von uns kann sich so – gemessen an der jeweiligen Altersgruppe – gewissermaßen zum Überflieger entwickeln oder wenigstens schon mal auf die Überholspur wechseln.

Nur mit hellen Köpfen wachsen die Chancen, Krisen zu meistern. Deshalb: Helle Köpfe braucht das Land.

Barbarossas Experiment –
das große Erstaunen

Es brauchte eine lange Geschichte, um zu erkennen, welch einen großen Einfluss die körperliche Bewegung auf Gesundheit, Lebensfreude und Leistungsfähigkeit hat.

Das berühmteste Beispiel für die Frage, inwieweit Bewegung die geistigen Fähigkeiten beeinflussen kann, lieferte Kaiser Friedrich II., Barbarossa. Er wollte wissen, mit welcher Sprache die Menschen geboren werden.

Deshalb übergab er zehn neugeborene Kinder unmittelbar nach der Geburt fremden Ammen zur Versorgung mit der Maßgabe, unter keinen Umständen mit den Kindern in irgendeiner Weise zu kommunizieren, zu sprechen oder zu spielen, etc. Er wartete gespannt darauf, in welcher Sprache sie zu reden beginnen würden. Er dachte, es müsse Latein sein. *Das tragische Ergebnis: Sie sprachen nicht nur gar nicht, alle zehn Kinder starben!*

Das Fehlen jeglichen Körperkontaktes, körperlicher Zuwendung wie Streicheln, Bewegen und Sprechen, Säugen und Säubern hat dazu geführt, dass sich die bei der Geburt vorhandenen 100 Milliarden Nervenzellen nicht synaptisch verbinden konnten und damit die unverzichtbaren nervalen Entwicklungsprozesse ausblieben. Die Babys konnten weder geistig noch körperlich Lernschritte vollziehen. Das System Mensch kam aus seinen Startlöchern nicht heraus und stellte den Betrieb ein. Der Tod war die unausweichliche Folge.

Nicht ganz so schlimm, aber grausam genug, die erst in jüngster Vergangenheit in der Weltpresse bekannt gewordenen Geschichten gefangen gehaltener Kinder: Spiegel online meldet am 12. 2. 2007, dass drei Kinder sieben Jahre von der eigenen Mutter zu Hause gefangen gehalten worden sind. »Der Ältesten geht es geistig sehr schlecht, bei ihr gibt es keine Aussicht auf Besserung. Die beiden Jüngeren werden Jahre brauchen, bis sie mit ihrer furchtbaren (bewegungsisolierten) Kindheit fertig werden können«, wird Waltraud Kubelka in der Zeitung »Österreich« zitiert. Sie ist die Therapeutin der drei Mädchen, die sieben Jahre lang von ihrer Mutter in einem dunklen Reihenhaus weggesperrt waren. Die 14, 18 und 21 Jahre alten Mädchen werden in einem Therapiezentrum in Kärnten psychologisch betreut. Das ist ein klassischer Fall, wo halb erwachsenen Menschen nur rudimentäre Bewegungsmöglichkeiten gewährt wurden, mit gravierenden geistigen Folgen.

Zu den schlimmsten Strafen unserer Jugend gehörte der Stubenarrest. Diese Qual, einen ganzen Nachmittag nicht mit den Freunden auf der Straße spielen zu können, haben wir kaum ausgehalten. Oft genug habe ich mich dann über den Balkon weggeschlichen, weil mich der Bewegungsdrang übermannte. Heute ist das ganz anders. Heute wollen die Kinder gar nicht mehr auf die Straße, sondern am PC spielen. Heute ist die wirkungsvollste Strafe Fernsehverbot. Wie hat sich die Welt verdreht. Kinder empfinden Fernsehen als aktives Tun, weil sich im Fernseher alles wild bewegt. Bei ihnen spielt sich Bewegung nur noch im Kopf ab.

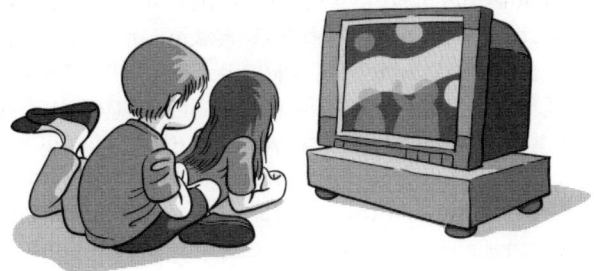

Das lässt umgekehrt den Schluss zu, dass Bewegung an sich eine bedeutende Rolle bei der Entwicklung des Gehirns spielt. Der Londoner Gesundheitspsychologe Professor Claus Vögele sagt: *»Durch die Bewegungsarmut nimmt nicht nur die körperliche Fitness ab und Knochen und Muskeln können sich nicht optimal entwickeln, sondern es leidet auch die Lernfähigkeit.«*[1]

Motorisch unterentwickelte Kinder lernen schlechter als Kinder mit gut ausgebildeten Bewegungsfertigkeiten. Sicher ist, dass körperliche Aktivität neuropschychologische Prozesse in jedem Fall begünstigt. Mehr noch: Studien zeigen, dass Kinder, die an einer Stunde Schulsport pro Tag teilnehmen, ein erheblich geringeres Aggressionspotenzial aufweisen, also sozialverträglicher als andere Schüler sind.

Meine Frau hat dies in einem Schulversuch bereits 1986 bestätigen können. Sie hat als Volksschullehrerin den Montagsunterricht mit einer Sportstunde begonnen und so die Aggressionen des Wochenendes – die sonst den ganzen Schultag belasteten – verpuffen lassen. Sie selbst schildert das so:

»Nachdem ich festgestellt hatte, dass die Schüler am Montagmorgen immer besonders aggressiv waren, weil sie das ganze Wochenende vor dem TV-Gerät verbracht hatten, beschloss ich, mit ihnen ein Ausdauertraining zu beginnen. Langsam laufen, joggeln statt joggen. Ich trabte vor ihnen her und versprach, dass wir durch ihre Siedlung laufen würden, wenn sie so weit trainiert wären, dass sie zwanzig Minuten durchhalten können. Eine wunderbare Erfahrung! Alle schafften das locker, auch die Dicken. Alle hatten Spaß und waren danach wie ausgewechselt: ruhig, friedlich, konzentriert und ausgeglichen. Ich machte diesen Lauf zur festen Einrichtung, oft mehrfach in der Woche. Mein Schulleiter erkannte diese gute Chance und begann mit seiner Klasse ebenfalls zu joggeln. Das Ergebnis war überwältigend. Die Schüler waren wie verwandelt. Darüber hat der WDR dann in einer TV-Sendung berichtet.«

Eigentlich müsste nach dem Rauchverbot jetzt eine neue große Initiative gestartet werden: Ein Gesetz zum Verbot des Fernsehens wenigstens für Kinder. *Denn es sterben viel mehr Menschen an Bewegungsmangel – auch durch das täglich durchschnittlich dreieinhalbstündige Fernsehen – als durch alle anderen Risikofaktoren, einschließlich des Rauchens zusammengenommen.* Ebenso könnten Demenzerkrankungen durch mehr Bewegung fast vollständig verhindert werden (siehe Seite 22, Rolle des Musizierens auf das Gehirn bei Parkinson, Alzheimer, Demenz).

Die Einzigartigkeit des Menschen

Der Mensch ist zur Bewegung bestimmt und zwar nicht nur, weil er damit stehen, gehen und sich mit seinen Muskeln stützen, schützen und bewegen kann, sondern weil sein ganzes Stoffwechsel-System und seine geistige »Beweglichkeit« davon abhängen.

Der Mensch ist ohnehin eine absolute Ausnahmeerscheinung. Er stammt auch nicht vom Affen ab, wie uns das immer wieder glauben gemacht wird. Bei Untersuchungen im Erbmaterial von Menschen und bei Fossilien sind amerikanische DNA-Forscher zu dem Schluss gekommen, dass es keine biologischen Verbindungen zwischen dem Menschen und menschenähnlichen Vorfahren gibt. Statt dessen mehren sich die Hinweise darauf, dass die Menschheit erst seit weniger als 100 000 Jahren besteht. Sie habe sich aus einem einzigen Mann und einer einzigen Frau heraus entwickelt.[2]

Ebenso erstaunlich ist die Entdeckung, dass die ersten Menschen im heutigen Irak lebten. Dieselbe Gegend wird in der Bibel mit dem Garten Eden gleichgesetzt. Die Wahrscheinlichkeit, dass der biblische Schöpfungsbericht wörtlich zu nehmen ist und Adam und Eva historische Personen waren, ist heute größer als in früheren Jahren. Die Evolutionslehre könne im Licht der modernen Wissenschaft als Grund zur Entstehung der Arten nicht aufrechterhalten werden.[3]

Der Mensch ist das einzige Wesen auf der Erde,

das ein Bewusstsein seiner selbst, also ein Selbstbe-
    wusstsein hat
das über sich selbst nachdenken kann
das sich seiner Endlichkeit bewusst ist
das Dinge/Ereignisse bewerten und beurteilen kann
das Entscheidungen treffen kann, die sein Leben plan-
    bar und vorhersehbar machen
das damit eine Vorstellung von der Zukunft hat
das Geschichten und Märchen erzählen kann
das Lieder singen kann
das über sich selbst lachen kann
das lebenslang zu jeder Zeit sexuell aktiv werden kann
das den Verstand über die Sexualität stellen kann
das sich beim Liebesakt ins Gesicht sieht
das einen Daumen hat, der zu allen anderen Fingern in
    180 ° Opposition stehen kann
das damit über einen ganzen Werkzeugkasten verfügt
    (Zange, Hammer, Klemme, Schraubstock, Schrau-
    benzieher etc.)
das einarmig zielgenau werfen kann
das sprechen und singen kann
das schreiben kann
das aus Freude – nicht nur aus sexuellen Gründen –
    tanzen kann
das schuldig werden kann
das vergeben kann
das seine Toten mit einem Ritual begräbt

Er ist das anpassungsfähigste Lebewesen und kann an

jedem Ort der Welt leben. Im Gegensatz zu allen anderen Lebewesen unserer Welt ist er in der Lage seine Zukunft zu bestimmen: Er kann Dinge, Ereignisse werten, begutachten und daraufhin Entscheidungen treffen, die sein Leben planbar und vorhersehbar machen.

Er entscheidet auch, wann und wo er das WC aufsucht. Das kann kein anderes Lebewesen. Da geht es nur intuitiv zu. Das Eichhörnchen versteckt Nüsse, vergisst aber, wo sie sind, und findet sie zufällig wieder. Der Mensch braucht keine Paarungszeit. Er kann immer sexuell aktiv werden, sein Leben lang.

Aber genau diese genuine (einzigartige) Fähigkeit, die Urteils- und Entscheidungskompetenz, die er sonst täglich überall einsetzt, lässt er aus Bequemlichkeit bei seiner eigenen Bewegung außer Acht. Er realisiert Gewinn und Verlust der Bewegung nicht. *Leider tut Bewegungsmangel nicht weh.* Der Hang zur Bequemlichkeit breitet sich aus. Die Rückenschmerzen folgen zeitverzögert. Aber die daraus resultierende vorzeitige Berentung hat auf allen Ebenen gravierende finanzielle, soziale und emotionale Folgen.

Die komplexe Wirkung der Bewegung auf die Intelligenz des Menschen ist verblüffend. Sie ist zugleich auch eine unserer großen Chancen für ein gesundheitsoptimiertes Leben. Denn was uns an erster Stelle vom Tier unterscheidet, ist das Bewusstsein unserer selbst. Ob als Mensch klein oder groß, stark oder schwach, wir können doch eine besondere Persönlichkeit sein.

Einzigartig ist auch das Wissen um unsere Sterblichkeit. Wir wissen, dass wir sterben müssen. Deswegen haben wir vorsorglich die Rente erfunden, um uns unseren Lebensabend schön zu machen. Unsere Altersversorgung ist einzigartig. Kein anderes Lebewesen auf der Welt macht uns das nach. Und das aus gutem Grund. Tiere sind bis unmittelbar vor dem Tod vollkommen in der Lage, für sich selbst zu sorgen. Was sie an körperlicher Leistungskraft eingebüßt haben, machen sie durch Erfahrung wett. Ihre Sterbenszeit ist im Gegensatz zu uns zivilisierten Menschen des Industriezeitalters, extrem kurz.

Bei uns gibt es oft jahrelanges Siechtum. Altersheime sprießen wie Pilze aus dem Boden. Die Tatsache einer staatlich gelenkten Pflegeversicherung spricht für sich.

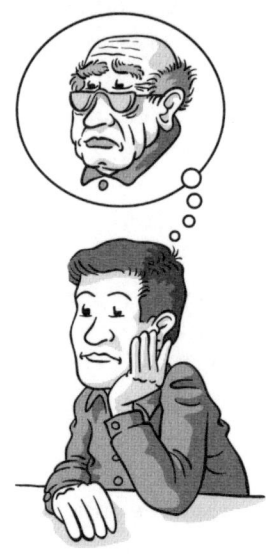

Und genau an diesem Punkt wird deutlich, wie sehr wir an der falschen Stelle investieren und vorsorgen. Wenn wir uns bewusst machen, dass mehr Bewegung auch mehr Gesundheit – also Abwesenheit von Krankheit – bedeutet, wäre es doch logisch, statt an Kranken- oder Pflegereformen herumzudoktern, vielmehr dieses Geld in eine nationale Bewegungsstrategie zu investieren, um dermaleinst gesund – ohne Altersheimzeit – sterben zu können. *Professor Klaus Michael Braumann, Hamburg, ist der erste Mediziner Deutschlands, der aus diesem Grunde an seinem Krankenhaus Bewegung als Medizin verschreibt und therapiert.*[4] Das sollte uns umdenken lassen.

Sollte ..., denn der neugeschaffene Gesundheitsfond ist ein Rückschritt in die sozialistische Planwirtschaft, die noch nirgendwo dauerhaft Erfolg gehabt hat. Weitere Reformen, d. h. Kürzungen, Einschränkungen, Streichungen, Verteuerungen werden uns noch lange beschäftigen. *Der Weg in die Rundumversorgung durch den Staat ist deswegen falsch, weil die Eigenverantwortung immer weiter abnimmt und damit auch die Eigeninitiative!* Gedankenlos ergeben wir uns der zunehmenden Inaktivität. Das fängt im Kleinen an. Nehmen wir nur die Besonderheit des Daumens:

Ein Lob auf den Daumen

Er kann unabhängig von den anderen Fingern arbeiten, steht in Opposition zu den übrigen Fingern und unterscheidet uns grundsätzlich von anderen Arten. Es ist uns, anders als beim Affen möglich, die Hand als unendlich variables Werkzeug zu gebrauchen: Wir können die Hand zum Schutz, zum Angriff, zum Bilden einer Schöpfkelle, zum Waschen und Abtrocknen nutzen, einen Balkengriff zum Halten einer Zigarette formen, eine Klemmvorrichtung zum Führen eines Bleistiftes, einen Schraubstock zum Drehen eines Schlüssels im Schloss.

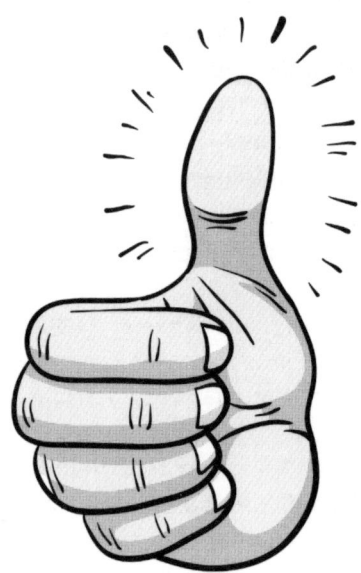

Die Hand formt sich zur fünffingrigen Stütze zum Tragen eines Tabletts, zu einem Kreisgriff zum Öffnen eines Marmeladenglases, zu einem Kugelgriff, um einen Ball zu fangen. Sie kann mit ihren Fingerspitzen die Haut eines anderen streicheln und dort eine Kaskade von zig Hormonen ausschütten lassen, die dem anderen ein Hochgefühl vermitteln. Sie kann, und das ist einzigartig, aus einer Kühlschranktür eine schon geöffnete Tüte Milch so dezidiert aus dem Seitenfach heben, ohne dass die bereits feuchte Tüte durchrutscht und ohne dass dabei die Milch nach oben ausschwappt und gleichzeitig durch leichtes Schwenken am Vibrieren unter den Fingerspitzen feststellen, wie viel Milch noch drin ist!

Jeder Griff erfordert eine genau abgestimmte Kombination von Muskelspannungen, die der Hand die richtige Form verleihen und sie so halten, während die Belastung sie zurückdrängen will. Das ist genial. Es ist auch bekannt, dass die Hand eine eigene Intelligenz besitzt, die sie befähigt, auf Gefahrensituationen schon früher zu reagieren, als das Gehirn diese Gefahr als solche erkennt und als Warnung an die Hand zurückmeldet.

Beim Klavierspiel kann die linke Hand eine andere Melodie als die rechte spielen. Sie erinnert sich an Notenfolgen, die der Fingerlauf automatisch findet, ohne dass das Gehirn dazu spezielle Anweisungen gibt. *Deshalb sind sich die Anthropologen heute sicher, dass allein die Fähigkeit der Hand, einen ganzen Werkzeugkasten zu ersetzen, dazu führte, dass sich unser Gehirn so souverän über alle anderen Arten ent-*

wickelt hat. Nicht umgekehrt hat das Gehirn die Hand befähigt, so variabel zu sein, sondern die besondere Veranlagung der Hand zu hoch komplexen Bewegungen hat das Gehirn durch Synapsenentwicklung wachsen lassen, und zwar so weit, dass inzwischen das menschliche Hirn die Bilder eines gesamten Lebens speichern kann – ohne dass seine »Festplatte« überladen würde.

Man kann also sagen, es gilt als gesichert, dass Bewegung an sich vorteilhaft für den Intellekt ist, dass aber besonders die Feinmotorik diesen Gewinn optimiert. Damit dürften Klavier spielen, Stricken, Kartoffeln schälen, Strümpfe stopfen, Teig kneten und Schuhe putzen günstigere Auswirkungen auf das Gehirn haben, als der Marathon-Lauf und das Fahrradfahren. Hierzu ein Zitat von Professor Wildor Hollmann: *»Fingerübungen verhindern Parkinson und Demenz. Wer ganz bewusst seine Finger aktiviert, also Klavier spielt, häkelt, stickt, schnitzt, oder andere Geschicklichkeitsübungen macht, wird mit an Sicherheit grenzender Wahrscheinlichkeit keinen Parkinson, Alzheimer oder andere Demenzerkrankungen erleiden. Fahrradfahrer sollten sich japanische Fingerspiele an den Lenker bauen, um während der Fahrt mit den Fingern aktiv bleiben zu können.«*[5]

Die Ältesten tanzen im kältesten Dorf

Bei Menschen, die gemessen am Durchschnitt der Bevölkerung gesünder und länger leben, spielt die Bewegung eine herausragende Rolle. Wenn man jene Völker untersucht, die für ihr hohes Alter bekannt sind, stellt man fest, dass es bemerkenswerte Gemeinsamkeiten gibt. Das Volk der Hunzas (Hunzukuc) am Rand des Karakorums/Himalaja wird bis zu 120 Jahren alt.[6] Die Menschen haben dort mit 80 Jahren noch ihre eigenen Zähne, spielen Polo und Volleyball, 100-jährige Männer sind noch zeugungsfähig. Die Völker der Abchasen, Armenier, Aserbeitschaner, Georgier, Tadschiken werden im Durchschnitt 90 bis 100 Jahre alt, nehmen lebenslang am Arbeitsleben trotzdem aktiv, aber altersgemäß langsamer teil und sind in den Räten der Volksgemeinschaften präsent. Dort kennt man den Status des Rentners nicht.

Auch auf Sardinien kennt man einen Landstrich der Langlebigen, das Zentrum der europäischen Methusalems. Vor Kurzem erst starb der laut Guiness-Buch älteste Mensch der Welt Antonio Todde mit 113 Jahren. Von ihm wird berichtet, dass er es liebte, sich mit Bekannten und Besuchern im Armdrücken zu messen. Als Grund für ein langes Leben wird genannt:

1. intakte Umwelt
2. stressarmes Leben
3. stabiler Familienverband
4. körperliche Aktivität[7]

All diesen Völkern ist also gemein, dass sie sich viel bewegen, miteinander spielen und tanzen. Vom Volk der Okinawas, bei denen es viele Hundertjährige gibt, wissen wir, dass sie das Karate erfunden haben. Sie spielen »Torball«, eine Art Krocket, und sie tanzen zum »Sanshin«, der traditionellen Volksmusik.[8] Über die Okinawas sagt Dr. B. J. Willcox, Altersmediziner: »Ich habe noch nie eine Gegend gesehen, wo die Menschen so oft tanzen. Sie – die Okinawas – zeichnen sich durch geistige und körperliche Beweglichkeit und eine tiefe Spiritualität aus.«[9]

Eine Referenzgruppe von Auswanderern dieser Volksgruppe nach Brasilien ergab, dass sie im Durchschnitt wegen der dortigen bequemeren Lebensgewohnheiten überraschenderweise 17 Jahre früher starben. Es wird oft behauptet, dass das Altern von den Genen bestimmt wird. Hier zeigt sich, dass die Lebensgewohnheiten ausschlaggebend sind.

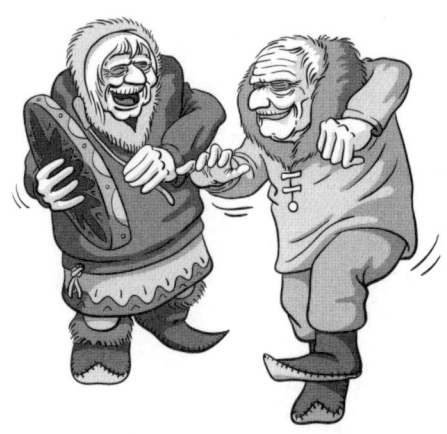

Und noch eine Gruppe ist interessant: Die ältesten Menschen Russlands leben im kältesten Dorf der Welt, Oimjakon/Kamtschatka, wo die Temperatur im Januar durchschnittlich minus 50° C beträgt und das nächste Krankenhaus 800 km entfernt ist, es keinen Arzt gibt und wo es wegen der nur zwei Monate langen Vegetationszeit kaum Gemüse gibt und nur Pferdefleisch zur Verfügung steht.

Dort werden die Menschen nicht nur sehr selten krank, sondern sie sind zugleich die ältesten ganz Russlands. Sie halten die Familie hoch, sind gesellig. Ihre liebste Freizeitbeschäftigung ist das Tanzen.[10]

Welchen Wert das Tanzen hat, beschreibt der Heilige Augustinus von Hippo schon um das Jahr 400 n. Chr.:

»Ich lobe den Tanz,
denn er befreit den Menschen
von der Schwere der Dinge
zur Gemeinschaft.

Ich lobe den Tanz,
der alles fordert und fördert,
Gesundheit und den klaren Geist
und eine beschwingte Seele.

Der Tanz fordert den befreiten,
den beschwingten Menschen
im Gleichgewicht aller Kräfte.

Ich lobe den Tanz.
Oh Mensch, lerne tanzen,

sonst wissen die Engel
im Himmel mit Dir
nichts anzufangen.«

Er erkannte schon früh den ganzheitlichen Anspruch, der sich aus tänzerischer Bewegung ergibt. Das Gemüt erhellt sich, die Gelenke profitieren, der Geist wird erfrischt.

Am Beispiel der russischen Volksgruppe ist eindeutig widerlegt, dass es in erster Linie auf eine gute Ernährung ankommt, um gesund alt zu werden. *Im Gegenteil scheint es besser zu sein, sich schlecht zu ernähren, aber sich gut zu bewegen, als sich gut zu ernähren und dabei wenig zu bewegen ...*

Zusammengefasst kann man also sagen, dass der Faktor Bewegung der alles entscheidende für ein gesundes und leistungsfähiges Altern ist. Kurzum, wir lernen aus der Anthropologie: Dezidierte feinmotorische Bewegungen haben lebenslang den wichtigsten Einfluss auf die menschliche Intelligenz. Ein leuchtendes Beispiel gab der Mitte 2008 gestorbene Franz Künstler in dieser Hinsicht. Er war mit 108 Jahren bis zuletzt als ältester Museumsführer der Welt in Niederstetten, Baden-Württemberg aktiv und faszinierte nachfragende Besucher durch seine geistreichen Antworten.[11]

Spielen ist Spitze

Mit »Bewegung« sind körperliche Aktivitäten in der Routine des Alltags gemeint, wie zu Fuß gehen, Treppen steigen statt den Aufzug benutzen, Fahrrad fahren statt mit dem Auto zur Schule gebracht zu werden, Ballspiele im Freizeitbereich, Geschirr abwaschen, Handarbeiten, Schuhe putzen, Garten umgraben, ohne Motor Rasen mähen, Zimmer fegen, Wege harken ... Eigentlich hätten wir genügend Gelegenheiten, uns ausreichend zu bewegen. Das wäre der Normalfall. Aber den gibt es kaum noch. *Neueste Untersuchungen zeigen, dass statt der für die Gesundheit notwendigen 10 000 Schritte, heute noch knapp 1500 Schritte im Durchschnitt gelaufen werden. Wir nutzen den Segen der Bewegung nicht, weil wir der Technik den Vorzug geben, die uns nur noch »Restarbeiten« übrig lässt.* So ist der Bewegungsmangel quasi unbemerkt der Normalfall geworden. Gemessen an der Bedeutung der Bewegung für die Gesundheit und geistiger Leistungsfähigkeit ist das aber wie ein Offenbarungseid.

Die Folgen, die so genannten Zivilisationserkrankungen, wie Herz-, Krebs-, Asthma-, Arthrose-, Diabetes- und Allergie-Erkrankungen werden nicht etwa mit einer nationalen Bewegungsaufforderung, sondern mit Gesundheitsreformen beantwortet, die eigentlich nichts mit Gesundheit zu tun haben. Sie sind lediglich eine Krankengeldverteilreformen. Für präventive, insbesondere Bewegungsschulungen sind noch nicht einmal 1 % der Kosten im Haushalt des Gesundheitsministeriums vorgesehen. Eine Änderung ist nicht zu erkennen. Das ist eine Schande.

Nichts gegen die Solidargemeinschaft, in der Starke (Gesunde) für die Schwachen (Kranken) eintreten müssen. Wenn aber die bewegungsaktiven Menschen für die Krankheitskosten der Faulen und Inaktiven mitbezahlen müssen, sieht das keiner mehr so recht ein. Die Akzeptanz zu unserem Gesundheitssystem nimmt rapide ab.

Einzig die ehrenamtlich auf kommunaler Ebene geführten Sportvereine halten dagegen. Sie laden besonders Kinder und Jugendliche ein, körperlich aktiv zu werden und damit ihre Fitness und geistige Beweglichkeit zu steigern. Und es ist richtig, gerade Kindern frühzeitig Freude an körperlicher Bewegung zu vermitteln. Aber die Sportvereine verzeichnen leider rückläufige Zahlen.

Körperliche Bewegung im weitesten Sinne unterstützt nicht nur das Wachstum und die Förderung der Muskelkraft, die Gelenke, Sehnen und Bänder, sondern hilft gleichzeitig auch Teamgeist und Aufmerksamkeit, Koordinationsvermögen und Gleichgewichtssinn zu entwickeln und zu fördern. Spielerische Bewegung fordert zur Kreativität heraus und entwickelt die geistige Fitness.

Was ist mit spielerischer Bewegung gemeint? Sicher auch so genannte Mannschaftssportarten wie Fußball, Tennis oder Basketball. Aber dazu müsste man sich organisieren, verabreden, treffen – und bezahlen.

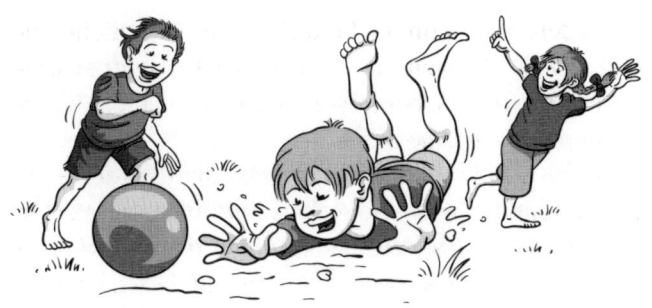

Viel einfacher sind spielerische Bewegungsaktivitäten durch den ganzen Tag hindurch. Das setzt Mut zur Blamage voraus. »Wo ist der Autoschlüssel?«, frage ich, und meine Frau wirft ihn mir zu. Wenn ich nicht schnell genug reagiere, fällt er mir vor die Füße. Das trainiert Schnelligkeit, Geschicklichkeit, reflexartiges Handeln. Das kann auch mal danebengehen, trotzdem profitiert das Gehirn.

Wenn wir unsere Mahlzeiten im Garten vorbereiten, entwickeln wir uns beim Tragen von Geschirr in der einen Hand, dem Sitzkissen unterm Arm und der Teekanne in der anderen Hand zu kleinen Artisten.

Bei jedem Gang durch den Garten zupfen wir Unkraut. Wir bücken uns hier, wir bücken uns da. Der Garten wird zu einer Art Turnhalle. Er blüht und gedeiht, macht Freude und hält uns gesund. Da bieten sich viele kleine Gelegenheiten während des Tages an, um sich parallel zu Routinevorgängen leicht muskulär und intellektuell zu trainieren und dadurch mehr Lebensfreude und auch eine höhere Lebensqualität zu erhalten.

Als gutes Beispiel sei das Laufen beim Golfspielen genannt. Der ehemalige Arzt der Fußball-National-mannschaft, Professor Heinz Liesen, sagt: *»Golf ist heute die schonendste Form, um neben der Förde-rung der Muskelkraft, die Gelenke, Sehnen, Bänder, gleichzeitig auch spielend die Ausdauer, die Koordi-nation und die Balance zu verbessern. Golf ist eine Sportart, die den ganzen Menschen fördert. Sie for-dert zur Kreativität heraus und fördert die geistige Fitness. Bei 2 mal 18 Löcher Golf pro Woche ver-braucht der Mensch 2000 bis 3000 kcal und senkt da-mit das Risiko von Herzkreislauferkrankungen um 30 bis 40 Prozent.*

Im Vergleich zum Joggen oder anderen reinen Aus-dauersportarten führt die hohe koordinative und tech-nische Beanspruchung in Verbindung mit anderen Herausforderungen an Sinnesleistungen, wie Antizi-

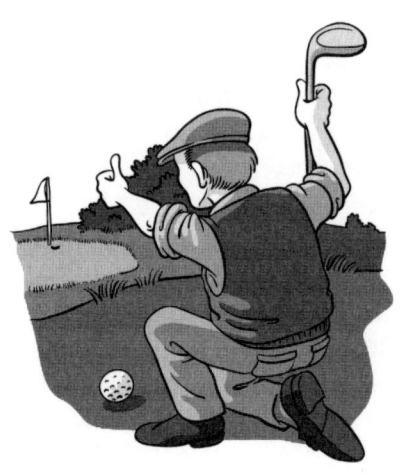

pation von Boden und Gelände, die Distanzeinschätzung usw. zu einer hohen Aktivierung der Leistungsareale des Gehirns. Vom Gewinn für das Immunsystem mal ganz zu schweigen.«[12] *Interessant ist außerdem, dass man bei einer vollen Runde über 18 Loch insgesamt 18 000 Schritte geht, d. h. man ist schon bei einer kleinen Runde über 9 Loch der erwünschten Tagesration von 10 000 Schritten sehr nahe.*

Außerdem werden dabei die Gelenke stabilisiert, die Knochen geschützt, gestärkt und der Blutfluss erleichtert. Bedrohliche Erkrankungen wie Bluthochdruck, Herz-Kreislauf-Probleme und die Zuckerkrankheit können in ihrer Entstehung verhindert oder lange hinausgezögert werden. Alle neueren Untersuchungen zeigen auch, dass die Leistung des Gehirns und vieler anderer lebenswichtiger Organe durch Bewegung verbessert und langfristig zu einer höheren Entwicklung führen.[13] Die durch spielerische Bewegung verbesserte Sauerstoffversorgung ist der Schlüssel zum Leben. Der Kölner Neurologe Christian Dohmen empfiehlt Golf auf dem Krankenschein zu verordnen.[14]

Eine andere hoch effiziente Möglichkeit, sich spielerisch im Wohnzimmer zu bewegen, bietet die Weiterentwicklung spiralgefederter Rebounder zu seilgespannten hoch elastischen Trampolinen.[15] Hier werden Muskeln und Gehirn gleichermaßen aktiviert. Dieses Trampolintraining wirkt wie ein Lymphatisator, weil das Gewebe ohne besondere eigene Anstrengung bei jeder Schwingung unwillkürlich bewegt wird und damit eine optimale Stoffwechselreaktion auslöst. Das

Lymphsystem, das im Grunde die Abwasserkanalisation des Körpers ist, wird aktiv und entschlackt den Körper, übrigens auch das Gehirn.

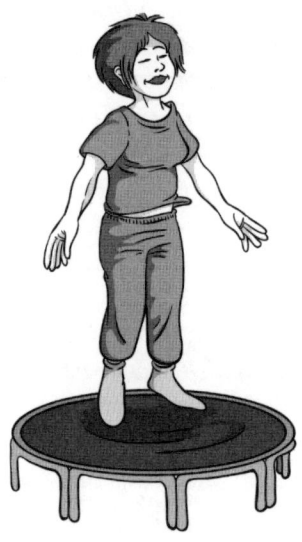

Das geschieht nicht von selber, sondern ist ausschließlich von An- und Entspannung der Muskulatur abhängig. Bewegen wir uns nicht, erlahmt das Lymph- und damit unser Abwehrsystem. Inaktivität ist wie ein kleiner Tod, denn das Bindegewebe verliert seine Durchlässigkeit und neigt zur Verklebung. Im Gehirn fangen so die Demenzen an. Fett wird in Problemzonen abgelagert, es entwickelt sich eine Orangenhaut. Der Teint wird gelblich fahl.

Das hoch elastische Trampolin ist das preiswerte Allheilmittel. Es kostet weniger als der Monatsbeitrag für die Krankenkasse, bietet aber unvorstellbare Ge-

sundheitsgewinne. Es macht elastisch, schön und be-wirkt ein richtiges Bodyshaping. Täglich zweimal ein wenig darauf herumwippen genügt, um die Lymphe in Bewegung zu bringen und die Lebensenergien zu aktivieren. Meine Frau nutzt dieses Trampolin übrigens zur Lymphdrainage nach einer Brustkrebs-Operation mit Entfernung von 17 Lymphknoten. Wenn es einem dabei auch noch gelingt, tief und bewusst zu atmen, steht dem wachen, langen und gesunden Leben nichts mehr im Wege. Kleiner Aufwand – große Wirkung![16]

Das kostenlose Medikament

In den vergangen Jahren wurden neue Erkenntnisse gewonnen, wie Bewegung, insbesondere Ausdauertraining vor Bluthochdruck, Altersdiabetes und vielen anderen, schon oben erwähnten Erkrankungen schützen kann. Dabei wurde klar, dass das Zusammenspiel der biochemischen Abläufe in den Körperzellen schon bei einem geringen Maß an Bewegung in positiver Weise gefördert und unterstützt werden kann. Die körpereigene Intelligenz (Homöostase) kann dann für die Stärkung einer sowohl sauerstoffunabhängigen wie auch sauerstoffabhängigen Kondition ebenso wie für den Fettstoffwechsel und den Zuckerstoffwechsel sorgen.

Es ist schon erstaunlich, dass die Funktionalität aller inneren Organe exakt der Leistungsfähigkeit der äußeren Muskulatur entspricht. Das eröffnet ganz neue Perspektiven für die Gesundheit: Man denke an die Bauchspeicheldrüse, Herz, Leber, Lunge, das Immunsystem etc. und zusätzlich auch an die Qualität und Menge der Hormone, Botenstoffe, Enzyme, Transmittersubstanzen, einschließlich der für das Andocken zuständigen Rezeptoren. Sie sind sämtlich in ihrer jeweiligen Leistungsfähigkeit von ausreichend muskulärer Bewegung abhängig.

Hirnforscher Johannes Holler bestätigt, dadurch die Intelligenz beeinflussen zu können: »Sport ist Voraussetzung für geistige Beweglichkeit. Wenn du wissen willst, wie fit dein Gehirn ist, dann fühle deine Beinmuskulatur.«[17] Sportwissenschaftler Professor Heinz Mechling erklärt in TV-Arte, dass Bewegung nicht nur für die Intelligenz, sondern für alle internistischen Krankheiten erfolgreich eingesetzt werden kann.[18]

Wenn man bedenkt, dass Bewegungsmangel die

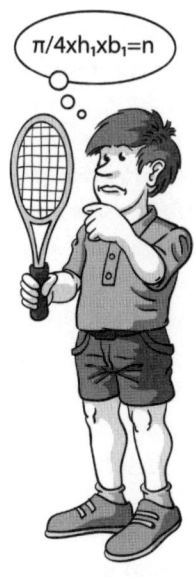

$$\pi/4 \times h_1 \times b_1 = n$$

Hauptursache für die Entstehung der Zivilisationser-krankungen ist, bedeutet das im Umkehrschluss, *dass Bewegung heute das wirksamste Medikament gegen alle Krankheiten ist. Das Beste daran: Sie macht Freude und ist kostenlos!* Körperliche Bewegung wirkt in jedem Lebensalter günstig auf Hirn und Herz. Längst ist erkannt: Bewegungsmangel führt zur schlechteren Befindlichkeit, einer eingeschränkten Lebensqualität sowie zu messbaren Einschränkungen in der schulischen/intellektuellen Leistungsfähigkeit. Dagegen macht viel Bewegung den Menschen schlauer. Die Frage ist: Warum tun wir so wenig dafür?

Hirnforscher veröffentlichen jeden Monat immer neue Erkenntnisse über die Entwicklungsmöglichkeiten unseres Gehirns aufgrund muskulärer Stoffwechselarbeit. Professor Hambrecht aus Bremen hat jüngst herausgefunden, *dass regelmäßige Bewegung sogar zur Vermehrung von Stammzellen führt.*[19] *Es findet also ein Verjüngungsprozess auf allen Ebenen statt. Die These des Kölner Professors Wildor Hollmann, nachdem wir physiologisch zwanzig Jahre vierzig Jahre jung bleiben können, lässt sich also auch auf das Gehirn erweitern.*

Die Bildzeitungsparole »Dick macht dumm« stimmt zwar nicht generell. Denn motorisch gut ausgebildete Dicke sind wesentlich konzentrierter als untrainierte. Dies ist das Ergebnis einer Studie der Sporthochschule Köln.[20] Die umgekehrte Losung »Bewegung macht schlau« ist wissenschaftlich hinreichend belegt und trifft selbstverständlich für alle Altersklassen zu. Ein Team unter der Leitung der Sportmedizinerin Christine Graf verglich 567 Jungen und Mädchen. Bei den Konzentrationstests schnitten die Kinder besser ab, die sich gut bewegen konnten.

Kinder lernen die Welt über Bewegungen wie Greifen, Tasten oder Laufen kennen. Sie »begreifen« im wahrsten Sinne des Wortes ihre Welt. Dabei entwickelt sich nicht nur die Koordination, sondern auch das Denkvermögen. Die Medizinerin appelliert an Eltern, den natürlichen Bewegungsdrang ihrer Sprösslinge nicht einzuschränken. Sie sollten ihre Kinder einfach nach draußen schicken, denn *jede Bewegung fördere die Koordination und die Intelligenz.*[21]

Das zeigen auch die erfreulichen Ergebnisse der

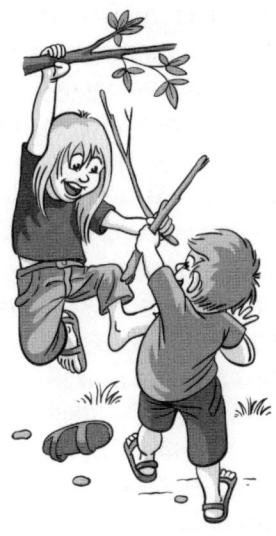

»Waldkindergärten«, die statt in ummauerten Räumen ganztägig nur an der frischen Luft sind und deren Unfallzahlen sich auffällig von anderen Kindergärten unterscheiden. In einem Sechs-Jahres-Zeitraum sind lediglich zwei Unfälle geschehen, 90 % weniger als in normalen Kindergärten.[22] Im Krabbeln, Klettern, Balancieren, Kriechen, Hocken, Springen, Laufen etc. bei jeder Witterung, im Wind und im Regen, schulen sie nicht nur ihre Geschicklichkeit und damit ihre Sturzintelligenz, sondern auch ihre Abwehrkräfte.

Diese Kinder leiden sehr selten unter Erkältungs-

krankheiten, geschweige denn Allergien. Sie entwickeln einen gesunden Appetit auf qualitativ hochwertige Nahrungsmittel. Und sie bekommen kein Übergewicht! Das ist ein dramatisches Beispiel für den Segen natürlicher Bewegung.

Eine andere Untersuchung mit 668 Grundschulkindern zeigt ebenfalls, dass die Kinder, die über eine bessere Bewegungskoordination verfügen, sich auch besser konzentrieren können. Der Karlsruher Sportwissenschaftler Klaus Bös berichtet in einer vergleichenden Studie für das Bündnis »gesunde Kinder«: *Tägliche Bewegungsangebote zeigen Rückgänge aggressiven Verhaltens und deutlich weniger Unfälle. Die Kinder gehen motivierter zur Schule, sind offensichtlich lernbereiter und werden in ihrer Persönlichkeit gestärkt.* Darüber hinaus macht Bös darauf aufmerksam, dass tägliche *Bewegungszeiten nicht nur die Gesundheit fördern, sondern sich auch positiv auf das Schulklima* insgesamt auswirken.[23] Bewegung hat also eine viel größere Bedeutung als nur einen Geschicklichkeits- und Muskelzuwachs.

Was passiert da genau im Gehirn? Bei Bewegung kommunizieren die Nervenzellen miteinander, indem sie mit Hilfe von Botenstoffen, so genannten Neurotransmittern wie z. B. Acetylcholin oder Dopamin, Signale senden. Hierdurch verändert sich das elektrische Gleichgewicht der Partnerzellen. Eine erhöhte Aktivität der Nervenzellen (Langzeitpotenzierung) bewirkt eine nachhaltige Veränderung der Kontaktstellen (Synapse). »Lernen« bedeutet, dass solche Verbindungen neu geschaffen oder verändert werden. Wird eine

Synapse nun in kurzer Folge durch Bewegung immer wieder aktiviert, so »erinnert« sie sich an die vorherige Stimulation und passt sich der Beanspruchung an. *Die Verbindung wird nachhaltiger und stabiler, der Mensch intelligenter.*

Eine weitere Folge von Bewegung bei der Informationsverarbeitung ist die Einwirkung des motorischen Systems auf benachbarte Bereiche. Dies wird zum Beispiel in der Arbeit mit Kindern genutzt, die Lese-Rechtschreib-Probleme haben. Trainingsprogramme, in denen gezielt schreibrelevante Bewegungsaufgaben integriert sind, führen zu vergleichsweise schnelleren und größeren Lernfortschritten. *Spielerisch kombinierte Herausforderungen gelingen umso besser, je bewegungsaktiver sie angeboten werden. Bewegung macht tatsächlich schlau.*

Langsam laufen für ein langes Leben

Spaziergänge halten in jedem Alter fit, nicht nur den Körper, sondern auch den Geist. Das haben amerikanische Forscher in einer Studie an Männern und in einer anderen Untersuchung an Frauen nachgewiesen. Die Wissenschaftler sehen darin einen weiteren Beweis, dass Bewegung die Gesundheit und das Gehirn fördern.[24] *Demnach lässt Sauerstoff die Heilkräfte des Körpers und die Entwicklung des Gehirns unvorstellbar groß werden.*

Neben dem Blutkreislauf und den Nervenbahnen gibt es nämlich noch einen weiteren Kreislauf im Körper, einen elektrischen. Forschungen bestätigen, dass elektrische Ströme mehr Sauerstoff zu den weißen Blutkörperchen führen, sodass diese die Fähigkeit bekommen, Krebszellen zu zerstören. Ja, es gibt sogar »elektrische Pumpen«, die dafür sorgen, dass der elektrische Ladungszustand zwischen dem Inneren der Zelle und ihrer Umgebung gleich bleibt: In den Zellen ist der Kalium-Level (K+) hoch, der von Natrium (Na+) niedrig. Außerhalb der Zelle ist es umgekehrt. Durch diesen Unterschied wird, wie bei einer Batterie, ein Ladungspotenzial erzeugt, eine elektrische Spannung. Dies gibt den Zellen wiederum die Kraft, sich ständig zu regenerieren und Eiweiß (-Gifte) aus dem Gewebe zu entfernen.[25]

Das ist eine lebensnotwendige Funktion, ohne die wir innerhalb von 24 Stunden sterben würden. Gleichzeitig ist das der Beginn der Arbeit des Lymphsystems, dessen Bedeutung bis heute krass missachtet wird. Nur so werden die Gifte aus unserem Körper geleitet. Das geht allerdings nur, wenn die giftigen Proteine nicht zusammenklumpen, wie sie das bei ungenügender Sauerstoffversorgung tun. Dann passen die Eiweißklumpen nicht mehr durch die Kapillare. *Funktioniert dieses System allerdings normal, kann fast jede Krankheit abgewehrt, jede Verletzung in kürzester Zeit geheilt werden.* Hier ist der Schlüssel für den Erfolg der Homöostase (Selbstheilungskraft).

Das elektrische Feld der Natrium/Kalium-Pumpen hält jedoch nicht nur die Blutproteine flüssig, sondern auch die Minerale gelöst. Bricht das Feld aus Mangel an Sauerstoff zusammen, klumpen auch die Mineralien und fallen aus. Lagern sie sich in den Gelenken ab, spricht man von Arthritis, in den Augen nennt man es den »Grauen Star«, in den Blutbahnen »Arterienverkalkung« und im Gehirn »Alzheimer«. Letzteres ist eine Demenz, eine Alterserkrankung, an der acht bis dreizehn Prozent aller Menschen über 65 Jahre leiden. Prinzipiell kann sie durch alle Veränderungen des Gehirns hervorgerufen werden. Als häufigste Ursache gilt die Alzheimer-Krankheit, bei der die Nervenzellen des Gehirns durch »Verklebung« (durch das Kupferprotein Amyloid) der Nervenenden langsam absterben.[26]

Die Ursache ist jedoch immer eine Sauerstoffnot aufgrund von Bewegungsmangel. Sind die Blutbahnen blockiert, sammeln sich die Gifte zwischen den Zellen an. In der Folge kann der Sauerstoff nicht mehr zu den Zellen gelangen und diese ertrinken buchstäblich. Die Glucose kann aus der Nahrung nicht mehr zusammen mit dem Sauerstoff zu Adenosin Triphosphat (ATP) umgewandelt werden. Dieses ATP, das sozusagen der »Sprit« für den Zellmotor ist, fehlt dann den Zellgeneratoren, um elektrische Energie zu erzeugen.

In unserer bewegungsarmen Welt aber wird das Blut nicht mehr mit genügend Sauerstoff versorgt. Ein Teufelskreis beginnt. Sauerstoff, Blut und Lymphe sind das A und O des Lebens. *Tiefes Einatmen, Sport, Treppensteigen und Lachen bringen Sauerstoff in den Kreislauf und damit ins Gehirn.*
Wissenschaftler um Robert Abbott von der Universität

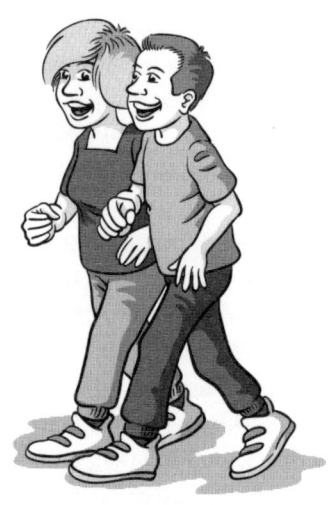

von Virginia hatten von 1991 bis 1993 die Laufgewohnheiten von 2257 körperlich gesunden Männern im Alter von 71 bis 93 Jahren beobachtet. An zwei nachfolgenden Zeitpunkten untersuchten sie den Geisteszustand der Männer neurologisch, einmal 1994 und 1999. In 158 Fällen diagnostizierten die Mediziner Demenz. Für Männer, die weniger als 400 Meter pro Tag zu Fuß gingen, war eine Erkrankung etwa doppelt so wahrscheinlich wie für Männer, die mehr als drei Kilometer täglich zurücklegten. Senioren, die zwischen 400 Meter und 1,5 Kilometern am Tag spazierten, hatten noch ein 71 Prozent höheres Risiko als die Vielgeher. »Diese Beobachtung lässt sich auf ein wahrscheinlich lebenslanges Verhaltensmuster zurückführen«, erklärt Abbott. *Aktive Menschen leben gewöhnlich gesünder, bewegen sich mehr und ernähren sich besser als nicht-aktive. Diese Faktoren wirken zusammen und bestimmen die Vitalität und den Gesundheitszustand des Gehirns.*[27]

Auch bei älteren Frauen wirkt sich Bewegung positiv auf den Geisteszustand aus. Das zeigt eine weitere im Fachmagazin »JAMA« veröffentlichte Studie. Forscher um Jennifer Weuve von der Harvard-Universität in Boston hatten die Merkfähigkeit von über 18 000 Frauen im Alter von 70 bis 81 Jahren mit Fragebögen und Telefoninterviews über mehrere Jahre verfolgt. Frauen, die mehr als neunzig Minuten pro Woche spazierten, schnitten hierbei besser ab als Probandinnen, die sich in der Woche nur halb so lange bewegten.[28]

Allerdings: Selbst wer nicht lange Strecken joggt, wird sicher schon einmal davon gehört haben, dass Ausdauersport im Laufe einer intensiven Belastung zu einem drogenähnlichen Glückszustand führen kann. Der Betaendorphin-Spiegel kann dann bis zu 300 %

über dem Normalwert liegen. Verantwortlich dafür ist die mit der motorischen Beanspruchung verbundene Ausschüttung von Serotonin, einem Botenstoff, der im limbischen System im Gegenspielerprinzip mit Dopamin die Bildung neuer Hirnzellen und synaptischer Verbindungen anstößt und steuert. Hier trifft das Paracelsus-Prinzip zu: *Die Dosis entscheidet, ob ein Medikament zum Heilmittel oder zum Gift wird.*

Moderate Bewegung (Prinzip der subjektiven Unterforderung), fördert ein optimales Zusammenspiel von Körper und Geist. Fehlen schon in der frühkindlichen Entwicklung diese Bewegungsanreize, wird das Stoffwechselgleichgewicht zwischen den Nervenzellen gestört und der Entwicklungsprozess gebremst. Das hat Folgen auf das ganze Leben. Deshalb lautet unsere Devise: *Langsam laufen für ein langes und erfülltes Leben.*

Lernen vereinfachen

Wenn Bewegung nicht nur als Leistungsnachweis, sondern als Ereignis angeboten wird, eröffnen sich weitere Perspektiven. Zum Beispiel können im Kindergarten oder in der Schule Bewegungsgeschichten, Bewegungslieder oder das Dehnen und Stretchen im stark beanspruchenden Unterricht zu einer Rhythmisierung des Lernens führen, die den Aufmerksamkeits- und Konzentrationsmöglichkeiten der Schülerinnen und Schüler sehr viel eher entspricht.[29] Das Lernen wird dadurch vereinfacht. *So gibt es viele Wege, die uns Menschen schlauer machen können. Immer aber ist die gezielte Bewegung, besonders feinmotorische oder rhythmische Bewegung der Schlüssel dazu.*

Das Gegenteil ist das Sitzen! Dem Sitzen am Vormittag in der Schule oder Büro folgt das Sitzen am Nachmittag, nur an anderer Stelle, im Auto, im Bus oder bei den Schularbeiten. Die Sinne werden nur noch aufs Sehen und Hören beschränkt, der Körper wird stillgelegt und seiner grundlegendsten Funktion beraubt: der Bewegung. Sie ist aber der Menschen ureigenes Bedürfnis und in der Gefahr, von den Errungenschaften wie von den schädlichen Folgen der Technisierung, der Motorisierung verdrängt zu werden; ebenso vom medialen Angebot. Fernsehen macht dumm.

Die Folgen lassen nicht auf sich warten: Bewegungsmangel ist zu der entscheidenden Zivilisationskrankheit geworden, bei Kindern mit ernsthaften Folgen für die körperliche, aber auch für die geistige, emotionale und soziale Entwicklung. So hat sich die Zahl der übergewichtigen Schulanfänger in den jüngsten zehn Jahren verdoppelt. Jedes dritte Kind ist heute übergewichtig. Diese Befunde werden immer wieder auf Mediziner-Tagungen diskutiert. Dort warnten Kinderärzte, dass Übergewicht nicht nur ein Zuviel an Gewicht bedeute, sondern auch ein Zuwenig an Selbst-

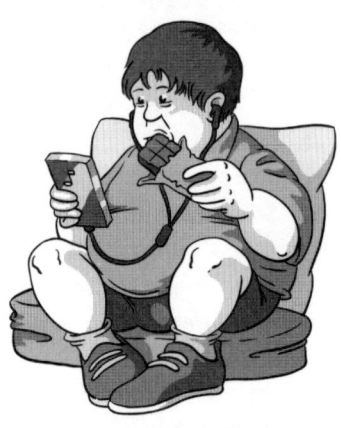

wertgefühl: Die Kinder möchten ihren Körper nicht zeigen, täuschen aus Angst vor dem Schulsport Unpässlichkeiten vor und finden sich schnell in einem Teufelskreis wieder: Der Versagensangst vor Misserfolg folgt das Vermeiden von Bewegung. Die körperlichen Probleme werden größer. So nehmen immer weniger Kinder am Sportunterricht teil. Weil jedes vierte Kind in Hamburg übergewichtig ist, werden Schulsportbefreiungen von Ärzten attestiert. *Der Hamburger Professor Braumann: »Die Bewegungsmangelfolgen sind dramatisch.«*[30]

Die langfristigen Folgen sind noch nicht absehbar,

wächst doch erstmals eine Generation heran, die in der sensibelsten Zeit des Wachstums einen wesentlichen Faktor gesunder Entwicklung vernachlässigt – und damit auch nicht die körperliche Basis schafft, von der der Mensch eigentlich ein ganzes Leben zehrt. Diese, man ist versucht zu sagen »gehandicapte«, Generation soll dann die Lasten einer immer schneller alternden Gesellschaft tragen. Noch ist es Zeit, dagegenzuhalten.

Bewegungseinschränkung beginnt nicht erst im Schulalter: Viele Babys verbringen einen beachtlichen Teil ihrer wachen Zeit in Sitzschalen. Im so genannten Babysafe werden sie vom ersten Lebenstag an transportiert, aufbewahrt, abgestellt. Die Eltern haben offenbar kein schlechtes Gewissen, obwohl doch der Einsatz des Laufstalls schon früher der Inbegriff der Bewegungseinschränkung gewesen sein soll.

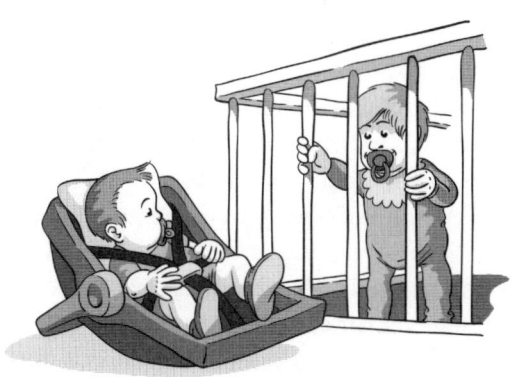

Dabei ist der Laufstall, verglichen mit einer Sitzschale, fast ein Paradies: Hier kann das Kind immerhin noch robben, krabbeln, sich drehen und an den Holzstäben aufrichten, es kann den Boden ertasten, Spielzeug durch die Stäbe stecken und wieder hereinzukriegen versuchen. Im Babysafe hingegen steht – das ist vielleicht ein Zeichen der Zeit – die Sicherheit an erster Stelle. Mit Sicherheit auch die Einengung der Erfahrungen, es gibt keine Chance zu entweichen. Angeschnallt können die Kinder kein Empfinden für die Schwerkraft entwickeln und ihr Gleichgewicht nicht auf die Probe stellen. Die Sinne stumpfen ab, wenn sie nicht gebraucht und benutzt werden. *Auch hier gilt die Parole: Use it or lose it.*

Ein Beispiel hierfür ist der Umgang mit den Füßen: Babys betasten sie, spielen mit ihnen, stecken sie in den Mund. Spätestens im Kleinkindalter aber setzt dann die Entfremdung ein: In Schuhe gezwängt, wird den Füßen der sinnlich wahrnehmbare Kontakt mit der Erde verweigert. So kommt es, dass Barfußlaufen auf einer Wiese mittlerweile verunsichert, es kitzelt und piekst – sogar am Strand sieht man inzwischen viele Kinder, die nur noch mit Gummisandalen im Sand spielen oder ins Wasser gehen. Mal ehrlich: Wer von uns geht denn heute schon mal barfuß durch eine Wiese?

Dieser Verzicht auf Sinneswahrnehmungen hat einen realen Verlust zur Folge: Bei der Geburt verfügt der Mensch über mehr als einhundert Milliarden Nervenzellen, die jedoch erst dann funktionsfähig sind, wenn sie miteinander verknüpft werden konnten. In der frühen Kindheit werden durch Sinnestätigkeit und körperliche Aktivität Reize geschaffen – Reize, die diese Verknüpfungen, die Synapsenbildungen, unterstützen. Die Verbindungen zwischen den Nervenzellen werden komplexer, je mehr Reize durch die Sinnesorgane zum Gehirn gelangen.

So haben Hirnforscher herausgefunden, dass sich Säuglinge, die in ihrem ersten Lebensjahr vorwiegend in der Wiege lagen, auffallend langsamer entwickeln als Kinder mit mehr Freiheiten. Einige dieser Wiegenkinder konnten im Alter von 21 Monaten noch nicht sitzen, einige sogar mit drei Jahren nicht richtig laufen. *In den USA gibt es mittlerweile Intelligenzschulen für Babys und Kleinkinder. Hier stehen Krabbeln, Kriechen auf instabilem Untergrund, Klettern und Schaukeln auf dem Programm, um geistige Kompetenz zu entwickeln.*

Bewegungsmangel hemmt auch die Entwicklung der kreativen Fähigkeiten. Der Kinderarzt Peter Winterstein lässt Vorschulkinder seit Jahren Strichmännchen malen, um herauszufinden (oder zu beweisen), was hoher Fernsehkonsum bei ihnen anrichtet. Die in seiner Praxis entstandenen Zeichnungen zeigen eindrücklich:

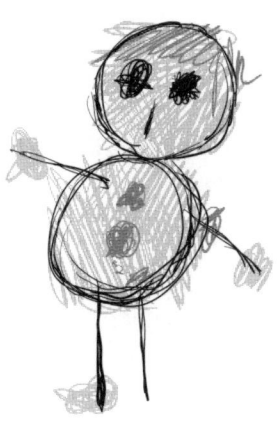

Je weniger die Kinder fernsehen, so Wintersteins Ergebnis, desto vollständiger sind die Menschen, die sie malen: Sie haben Finger und Füße, Haare und Ohren. Kinder hingegen, die drei oder mehr Stunden täglich fernsehen, malen offenbar eine andere Sorte Mensch: die Gliedmaßen unnütze Striche, dazu sackartige Rümpfe, die Köpfe überdimensioniert und manchmal jeglichen Ausdrucks beraubt – zuweilen ohne Münder, dafür oft mit tellergroßen Augen.

Als im baden-württembergischen Kabelnetz ein »Baby TV« auf Sendung ging, erklärte Hirnforscher Manfred Spitzer, dass *es keinen Unterschied mache, ob man ein Baby vor den Fernseher setze oder in den Keller sperre.*[31] *Bewegungsmangel durch Fernsehen ist also eine Art Folter für Menschen, ohne dass sie das allerdings realisieren.* Mit den Folgen werden sich Psychologen, Psychiater 30 Jahre und Gerontologen 50 Jahre später auseinandersetzen müssen.

Familie macht schlau

»Der Segen von Familie und Ehe erweist sich gerade-
zu als ein Universalprophylaktikum für Frauen und
Männer« (und Kinder – Anmerkung des Verfassers), so
der Ethiker Professor Thomas Schirrmacher.[32] *Zehn
Jahre höhere Lebenserwartung als Unverheiratete
oder Geschiedene. Das 1,2 fache an Vermögen, 16 %
glücklicher, größere körperliche Unversehrtheit, besser in der Schule, erfolgreicher in der Ausbildung/
Studium, gesünder und ein erfüllteres Leben. Warum? Weil man sich in einer intakten Familie mehr
bewegt, intellektuell, emotional und ganz praktisch.*

»Bringst du mir bitte mal ...?«, »Ja ich komme!«,
»Spring doch rasch mal rüber zum Nachbarn«,
»Kannst du mal nachschauen?«, »Hilf mir doch mal
eben«. Alles Ereignisse, die sich in einer Familie viel
häufiger abspielen als in Singlehaushalten, wo man
natürlicherweise sehr viel bequemer sein kann.

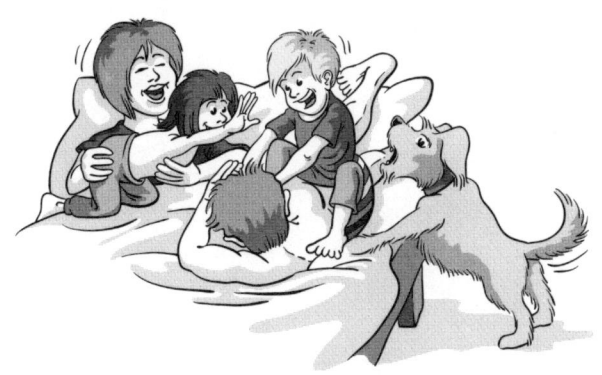

In Ehe und Familie ist man gezwungen, aufmerksamer und bereitwilliger zu sein. Man bewegt sich automatisch viel häufiger und hat damit unerwarteten Gewinn. Nebenbei: *Auch das Sexualleben wird von Verheirateten als doppelt so glücklich empfunden als von solchen Menschen, die nur so – unverheiratet – zusammenleben.*

Gewinn bei Menschen mit Handicap – wie auch im Spitzensport

Die Frage, ob auch Behinderte durch Bewegung Gewinn haben, ist schnell beantwortet: Die Behinderten wünschen sich das ungeduldig. Sie reagieren hocherfreut auf Bewegung und können gar nicht genug davon bekommen. Gleichzeitig tritt genau das ein, was sich bei normal entwickelten Menschen beobachten lässt. Sie verbessern ihre geistigen Kapazitäten, viel langsamer zwar, aber genauso zwingend. Deshalb ist auch einleuchtend, sprachgestörte Kinder aufs hochelastische Trampolin zu stellen.[33]

Was sich früher ohne Bewegung als äußerst mühsam erwiesen hat, ist jetzt im Eilverfahren zu bewältigen. Die Therapiestunden sprachbehinderter Kinder auf dem Trampolin haben durchschlagenden Erfolg. Sie können nach Übungen auf dem Trampolin leichter sprechen, weil die Muskeln locker werden. Der Leiter der klinischen psychomotorischen Therapie der Kinder-Psychiatrie Hamm Horst Göbel zum hoch elastischen Trampolin: »Es gibt kaum ein geeigneteres Instrument, um Kindern in der Therapie Erfolgserlebnisse zu verschaffen.«[34]

Sind Spitzensportler klüger? Das kann ebenfalls positiv beantwortet werden. Viele Spitzenmanager waren in jungen Jahren Hochleistungs- oder gar Spitzensportler. Winston Churchill kann als Beispiel genannt werden. Churchill war in jungen Jahren sportlich als Fechter, Schütze, Reiter und Polospieler aktiv. Er nahm als über 70-Jähriger noch an (Reit-)Fuchsjagden teil. Ein weiteres Zitat Churchills schwächt seine oft zitierte Aussage zum Grund seines hohen Alters erheblich ab: »No sports but whiskey and cigars.« Er sagte nämlich auch: *Keine Stunde, die man mit Sport verbringt, ist verloren.*

Wir könnten hier zig Beispiele von Spitzenmanagern nennen, die früher Spitzensportler waren. Wer es fertig bringt, sein Training so intelligent zu gestalten,

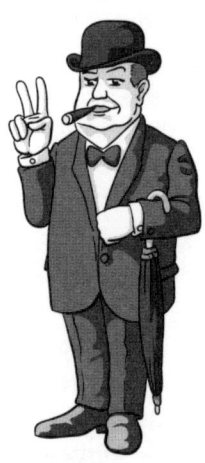

dass er Bestleistungen erbringt, kann dies im Beruf ebenso. Ist Sport also wirklich der richtige Weg? Das kann generell bestätigt werden.

Als klassisch gilt die 1954 publizierte Studie von Kraus & Hirschland, die beim Vergleich von amerikanischen mit europäischen Kindern eine motorische Überlegenheit der Kinder in Italien, Schweiz und Österreich gegenüber amerikanischen Kindern feststellten. Beim Kraus-Weber Test – einem Test zur Erfassung von Haltung und minimaler muskulärer Leistungsfähigkeit – lag die Versagerquote (»failure rate«) in den USA bei 60 %, in Europa unter 10 %. Dies hat folgerichtig im Jahre 1956 durch Präsident Eisenhower zur Gründung des President's Council on Youth Fitness in den USA und zu verstärkten sport- und schulpolitischen Aktivitäten zur Steigerung der Leistungsfähigkeit und seither zur Dominanz amerikanischer Leichtathleten und Schwimmer geführt.[35]

Gerade solche Studien zeigen eindrucksvoll, welche Bedeutsamkeit einer umfassenden Förderung der kindlichen Motorik zukommt. In einem vier Jahre dauernden Schulversuch mit einer täglichen Sportstunde wurde sozusagen endgültig bestätigt, dass sich nicht nur die motorischen Fähigkeiten, sondern auch andere Kompetenzbereiche (z. B. Sozialverhalten) verbessert haben. Deswegen wurden wir bereits 2003 von einer mittelfränkischen Schule gebeten, ein Konzept für eine »bewegte Schule« vorzulegen.

Der Grund ist einleuchtend: Erstklässler verfügen heute über eine schlechtere Gesamtkoordination als früher. Die Unterschiede sind bei Stadtkindern ausgeprägter als bei Landkindern. Die Auffälligkeiten werden mit zunehmendem Alter größer. *Inzwischen gibt es in Deutschland viele »bewegte Schulen«. Die dort gezeigten Leistungen sind überzeugend.*

In unserem Konzept für eine »bewegte Schule« haben wir ein Motivationsprogramm entwickelt, das Lehrer, Schüler wie auch die Eltern zu einem insgesamt bewegteren Leben veranlassen soll. Sport allein genügt heute nicht mehr. Weil uns die Technik immer mehr muskuläre und besonders feinmotorische Arbeit abnimmt, muss das ganze Leben auf anderem Wege von mehr Bewegung durchdrungen werden.

Täglich Sport – weniger Unfälle

Die wohl bedeutendste Untersuchung stammt von Raczek (2002), der auf der Basis von vier Follow-ups über einen Zeitraum von 30 Jahren bei insgesamt 10 015 in Oberschlesien (Polen) untersuchten Kindern und Jugendlichen, zu der Aussage kommt, dass sich über den gesamten Zeitraum hinweg ein hochsignifikanter Leistungsrückgang zeigt. Dieser Negativtrend zeigt sich für beide Geschlechter, am deutlichsten im konditionellen Bereich, wobei eine Vorverlegung in immer frühere Altersgruppen erfolgt.

Das Fazit dieser Studie: *Die zunehmende Technisierung (Computer, Handy, Internet, iPhone etc.) verändert unsere Lebensbedingungen hin zur Bewegungsarmut. Schule und Freizeitsport können nicht in ausreichendem Maße entgegenwirken, weil sie selbst mit diesen Medien arbeiten müssen und beschleunigen diesen Negativ-Prozess.*

In der ehemaligen DDR wurden beispielsweise die Jungen und Mädchen aller Altersgruppen im 25-jährigen Vergleichszeitraum von 1975 bis 2000 im Durchschnitt rund 5 cm größer und 3–4 kg schwerer. Gleichzeitig nahmen die Testleistungen im Ausdauerlauf, beim Rumpfbeugen und im Standweitsprung deutlich ab. Die Ergebnisse zeigen sehr eindrucksvoll, wie schleichend die motorische Leistungsfähigkeit unserer Kinder und Jugendlichen in den vergangenen 25 Jahren abgenommen hat. Im Durchschnitt beträgt die Leistungsabnahme rund 10 %.

Keiner scheint es gemerkt zu haben. Jetzt ist das Geschrei aber groß. Politiker, Pädagogen und Eltern müssen die Herausforderung annehmen und den Heranwachsenden durch variable Bewegungsangebote die Chance geben, sich durch körperliche und sportliche Aktivität besser entwickeln zu können. Die primäre Trainingswirkung zu einer besseren motorischen Leistungsfähigkeit hat auch Auswirkungen auf die Herausbildung emotionaler und sozialer Kompetenzen.

Fasst man den Wissensstand zur motorischen Leistungsfähigkeit zusammen, so wissen wir, dass sich die Lebenswelt heutiger Kinder und Jugendlichen in einem entscheidenden Maße verändert und hinsichtlich notwendiger Bewegung drastisch verschlechtert hat. Die Zunahme der Mitgliedschaften im organisierten Sport kompensiert nicht die fehlende Alltagsbewegung. Die Abnahme der Leistungsfähigkeit von Kindern und Jugendlichen gegenüber früheren Generationen hat die Pisa-Studie eindrücklich festgestellt.[36]

Bei Arte-TV wurde im Juni 2007 von einer anderen Studie berichtet, nach der die Vorschulkinder kaum rückwärtsgehen können. Sie lernen es nicht mehr. Früher konnten alle Kinder noch rückwärtsgehen, heute nur noch 20 %.[37] In Schleswig-Holstein wurde aus diesem Grund ein neues Schulfach »Bewegungsschulung« zusätzlich zum Sportunterricht angeregt.

Damit sind die so genannten Grundfertigkeiten des Laufens, Springens und Werfens wie auch komplexe sportmotorische Fertigkeiten, z. B. Dribbeln, Passen, Kraulen, Rad fahren, Balancieren gemeint. Voraussetzung dafür sind motorische Fähigkeiten wie Kraft,

Ausdauer, Schnelligkeit, Koordination und Beweglichkeit. Und genau da hapert's schon: *Denn die Ausprägung dieser motorischen Fähigkeiten bestimmt die Qualität der Entwicklungs-, Lern- und Leistungsprozesse.*[38] Zwischen den motorischen Fähigkeiten und den motorischen Fertigkeiten bestehen jedoch wechselseitige Beziehungen, sodass sich eine ohne die andere nicht entwickeln kann.

Eine Grundschule in Hessen hat deshalb schon in den Neunzigerjahren die tägliche Spielsportstunde für alle Schüler zur Pflicht gemacht – auf Kosten anderer Fächer und unter anfänglichem Protest vieler Lehrer.[39] Das Projekt wurde wissenschaftlich begleitet. *Die Konsequenzen verblüfften das Kollegium: Wie die Raufereien auf dem Schulhof, gingen auch Unfälle und Verletzungen deutlich zurück. Übergewichtige machten rasante Fortschritte, auch in Sachen Integration. Die Konzentrationsfähigkeit der Kinder im*

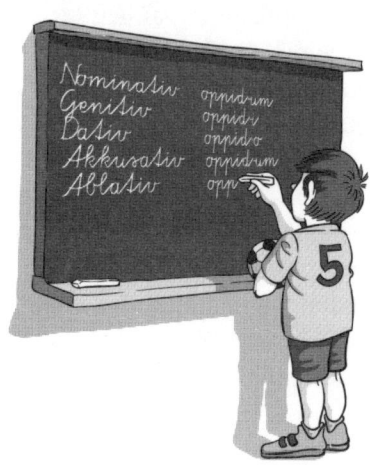

Unterricht nahm zu – bis hin zu der Tatsache, dass die Lehrer nach eigenen Aussagen jetzt etwa 15 % mehr Schüler fürs Gymnasium empfehlen können.

Das ist doch hocherfreulich. Man fragt sich, weshalb das immer noch nicht bundesweiter Standard ist ...

Werfen, Fangen und Springen steigert den IQ

»Durch Sport lässt sich der IQ eines Kindes um mehrere Punkte steigern. Denn Springen, Hüpfen, Werfen und Fangen aktivieren nachweislich wichtige Hirnbotenstoffe, die an der Bildung von Nervengewebe und Nervenzellen beteiligt sind. Außerdem wird das Gehirn stärker durchblutet. Die wichtige Hand-Auge-Koordination wird gefördert. Bewegte Kinder sind intelligente Kinder. *Die schulischen Leistungen liegen im Durchschnitt um 0,8 Noten besser als bei Sportmuffeln.*« [40] So Hirnforscher Hannes Obertsen.

Die Hirnforschung zeigt in der Tat, dass Muskelaktivitäten und speziell koordinierte Bewegungen zur Produktion von Neurotrophinen führen, die das Wachstum von Nervenzellen anregen und die Anzahl neuronaler Verbindungen vermehren. Dabei meint Bewegung mehr als einfach nur Sport, sondern motorische Aktivität im weitesten Sinne. Das Gehirn arbeitet nicht als isoliertes System unabhängig von weiteren Funktionsabläufen und aktuellen Zuständen im Gesamtkörper. Muskelaktivität, Enzymhaushalt, Botenstoff- Milieus etc. sind unmittelbar einbezogen und für Denk- wie Lernleistungen offensichtlich von großer Bedeutung.

Das ist zwar alles ein wenig trocken und vielleicht zu wissenschaftlich geschrieben, aber nur so lassen sich die erstaunlichen Zusammenhänge erklärbar machen. Forschungsarbeiten zur Dynamik und Organisation von Stoffwechselprozessen bestätigen die Neubildung und Umstrukturierung neuronaler Netze im Gehirn. *Die Bielefelder Neurowissenschaftlerin Gertraud Teuchert-Noodt ist sich sicher, dass ein Lernen ohne Bewegung, ohne Rückkopplung von Sensorik und Motorik somit kaum denkbar ist.* Allein durch Bewegung und die damit eng verknüpfte Sensorik werden die grundlegenden Verbindungen zwischen Nervenzellen im Gehirn gebildet, erhalten und verstärkt. Das erst schafft dauerhafte Lerneffekte. Deswegen haben Schulen wie *Peter Petersen oder Montessori, wo es während des Unterrichts erlaubt ist, dass Schüler aufstehen und herumgehen dürfen, offenbar schlauere Schüler.*

Andere Forschungsarbeiten haben gezeigt, dass Kinder mit guten Ergebnissen bei der Gesamtkörperkoordination in Konzentrationstests am besten abschneiden. Für diesen »Reifungsprozess«, der die höchsten Hirnareale bis zum zwanzigsten Lebensjahr besonders aktiviert, ist die interne Verarbeitung entscheidend. Gleichzeitig sorgt Bewegung (durch die von unseren Sinnen aufgenommenen Reize und Impulse) für eine ausgewogene Funktionsweise des zentralen Botenstoffsystems im Gehirn. Bewegung fördert in unübertroffener Weise die Entstehung dauerhafter Lerneffekte. Das gilt nicht nur für die Schulzeit, das gilt lebenslang.

»Allein die Reifung des Stirnhirns«, schreibt Gertraud Teuchert-Noodt, die den Zusammenhang von Hirnforschung und Bewegung zu einem Schwerpunkt ihrer Forschungsarbeit gemacht hat, »dauert etwa bis zum 18. Lebensjahr. *Die Dauer dieser Entwicklung ist unter anderem auf die langsame Einreifung von Dopamin ins Stirnhirn zurückzuführen.* Dopamin veranlasst als Botenstoff systematisch die notwendige Umstrukturierung der neuronalen Netze des Stirnhirns sowie die Bildung neuer synaptischer Kontakte. Die Reifung dieser Dopaminfasern ist aktivitätsabhängig.« Deswegen ist zu vermuten, dass der Morbus Parkinson eine Folge dieser Defizite ist.

Eine latente Gefahr besteht, weil die Balancen innerhalb dieses sensiblen Interaktions- und Botenstoffsystems durch Bewegungsmangel – wie übrigens auch durch Drogenkonsum – empfindlich gestört werden können. Das behindert die Arbeit der Selbstheilungskräfte zur Ausbalancierung des Fließgleichgewichtes im chemischen Haushalt unseres Körpers (Homöostase). Dieser Funktionszusammenhang ist nicht nur in den ersten Jahren der Entwicklung von Bedeutung, sondern prägt Lernen bzw. Anpassungsprozesse im Gehirn auch im Erwachsenenalter. Das zeigen inzwischen viele neue Studien.

Dem Jetlag ein Schnippchen schlagen

Als ehemaliger Spitzensportler und Trainer von Spitzensportlern weiß ich, dass mit jeder überflogenen Zeitzone ein Zusatztag für die Regeneration eingeplant werden muss, um wieder Spitzenleistungen vollbringen zu können. Wie Golf- oder Tennisspieler des weltweiten Spielerzirkus damit klarkommen, ist mir rätselhaft. Aber ich weiß aus Erfahrung, dass mir nach langen Flügen über den Atlantik regelmäßig die Spritzigkeit fehlte und ich mich noch tagelang müde fühlte. Erst langsam stellte sich die alte Leistungsfähigkeit wieder her. Die Zeitverschiebung ist eine herbe Belastung für das Funktionieren des Körpers.

Interessant ist jedoch, dass wir diese Wiederherstellungszeit drastisch dann kürzen konnten, wenn wir uns gezielt mehr bewegt haben. Erst langsam, dann immer fleißiger legten wir zusätzliche erfrischende Trainingseinheiten ein, um festzustellen, dass durch moderate Bewegung der Organismus wie von einer Vitaminspritze vitalisiert wurde.

Bei uns selbst stellen meine Frau und ich mit zunehmendem Alter ein ähnliches Problem mit der Erholungsfähigkeit fest. Die Summe der Eindrücke, Reize, Rücksichtnahmen, Arbeitseinsätze bei beruflichen Aufträgen, die mit Autofahren, Fliegen, Referieren und vielen Menschen zu tun haben und Hotelübernachten, verursacht bei uns eine ähnliche Müdigkeit wie ein Jetlag. *Wir sind tags darauf müde. Der Kopf ist müde. Keine Lust zu nichts, außer unsere Ruhe haben. Da hilft nur eins: Bewegung.* Am besten geht es mit einer Runde Joggeln, dem bummelnden Laufen oder Schwingen auf dem hoch elastischen Trampolin. Das Geheimnis ist: sich lockern, Muskeln und Bindegewebe zum Stoffwechsel anregen, um Sauerstoff als Lebenselixier in unseren Organismus zu pumpen. Wir regenerieren uns doppelt so schnell wie sonst. Sofa und Liegestuhl bringen nicht halb so viel ... Allerdings investieren wir dafür einen vollen Tag, an dem wir sonst nichts tun! *Die Beweglichkeit des Gehirns wird umso schneller, je deutlicher die Pausen sind.*

Das hat Hirnforscher Nils Birbaumer eindrucksvoll nachgewiesen. Er berichtet Folgendes: »In unseren Untersuchungen zur Dynamik des menschlichen Gehirns bei produktiven geistigen Tätigkeiten konnten wir sozusagen empirisch bestätigen, dass die Wahrscheinlichkeit für das Auftreten neuer, überraschender Erkenntnisse und zu nie gekannten Einsichten zu kommen dann am größten ist, wenn wir das menschliche Gehirn in Ruhe lassen, möglichst abgeschirmt von dem endlosen, die Aufmerksamkeit bindenden äußeren Reizstrom. Unser gegenwärtiger Weltzustand bietet das gegenteilige Bild, sein wesentliches Charakteristikum scheint im Aufdringen überflüssiger Informationen zu bestehen.« Deshalb ist die intellektuelle Leistungsfähigkeit nach stressreichen Tagen reduziert. Ruhepausen sind dann von besonderer Bedeutung.[41]

Seit Daniel Golemanns in seinem Bestseller »Die emotionale Intelligenz« beschrieben hat, dass es falsch ist, die Leistungsfähigkeit eines Menschen nur von seinen Zeugnisnoten abzuleiten, wissen wir, dass es neben der theoretischen Intelligenz, der logischen Kombinationsfähigkeit, auch eine emotionale Intelligenz gibt, die sogar die größere Bedeutung hat.

Wenn man also weiß, dass wir mehrere voneinander unabhängige Intelligenzen besitzen, leuchtet ein, dass der durch Bewegung ausgelöste Sauerstoffschub buchstäblich alle Bereiche unseres Körpers beseelt, schneller macht, inspiriert. Also nicht nur die Muskelleistung verbessert, sondern in allen organischen Bereichen, besonders im Gehirn gewinnbringend ist. Das erklärt auch die vorher beschriebene Verbesserung des sozialen Klimas durch Bewegung.

Gesund sterben

Für Hirnforscher Johannes Holler ist Sport die »conditio sine qua non«, die Bedingung für unsere Intelligenz: *»Sport ist Voraussetzung für geistige Beweglichkeit. Wenn du wissen willst, wie fit dein Gehirn ist, dann fühle deine Beinmuskulatur.«* Sport lässt die Muskeln arbeiten und erhöht damit den Stoffwechsel. Dieser Zusammenhang wird meist übersehen. Obwohl die Zahlen für Herzinfarkte, Krebserkrankungen, Depressionen, Diabetes und Demenzen schwindelerregend sind, der Schrei nach Bewegung bleibt aus. Herz, Hirn, alle Organe lechzen nach Sauerstoff.

Aber lediglich 13 % der Bevölkerung sind wirklich muskelaktiv, hat die Universität München jetzt veröffentlicht. Statt in Bewegung zu kommen, reagieren wir irrational: Auf der Titelseite deutscher Zeitungen stand kürzlich eine Meldung, die Schaudern hervor-

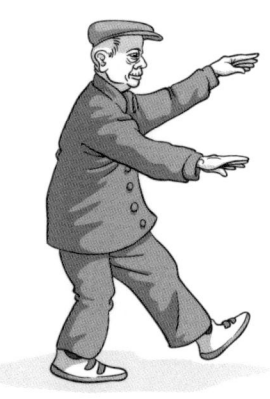

ruft: 30 % der Bundesbürger würden sich lieber selbst töten, als in ein Pflegeheim zu gehen. Das ist für die meisten wahrscheinlich mit Recht – eine Horrorvorstellung. Dass sie es selbst verhindern können, sagt ihnen niemand: Schade eigentlich!

Wenn man bei Google die Stichworte »Bewegung« und »Intelligenz« eingibt, bekommt man über eine Million Treffer, meist in Verbindung mit Kindern, Schule und Behinderten. Dass aber Bewegung ein Leben lang große Auswirkungen auf die Leistungsfähigkeit des Gehirns hat, wird an der dramatischen Entwicklung von Demenzerkrankungen deutlich. Man kann heute sagen, dass diese Erkrankungen mit großer Wahrscheinlichkeit selbst bei denen verhindert werden können, die dazu eine genetische Disposition haben, wenn die Menschen – besonders feinmotorisch – in Bewegung bleiben. Wildor Hollmann sagt sogar: *»Mit an Sicherheit grenzender Wahrscheinlichkeit kann man mit dem Faktor Bewegung Alzheimer und andere Demenzen verhindern.«*[42]

Meine Frau und ich sagen Ihnen ehrlich, was wir uns persönlich wünschen: Wir wollen gesund sterben! Wer sagt denn eigentlich, dass wir ein Pflegefall werden müssen? Wenn es denn sein muss, wollen wir es mit Geduld ertragen. Aber vorher werden wir alles tun, damit dies nicht eintritt: *Deshalb laufen wir für ein vitales, inspirierendes Leben und wir laufen gewissermaßen auch um unser Leben.*

Wenn wir uns mit Gleichaltrigen messen, schneiden wir gesünder und leistungsfähiger ab. Wir haben sie gewissermaßen überholt. Das können auch Sie. Es geht leichter als Sie denken. Öffnen Sie die Augen für zusätzliche Bewegungsmöglichkeiten. Es gibt mehr als Sie denken.

Jeden Tag schwingen wir variationsreich auf dem hoch elastischen Trampolin und suchen durch den ganzen Tag zusätzliche Bewegungsmöglichkeiten, wie das Zähneputzen in der Ski-Abfahrtshocke, das Rasieren oder Föhnen auf einem Bein. Wir tragen bewusst Schuhe mit Schnürsenkeln, knöpfen Manschetten, binden Schlipse, schälen Kartoffeln, stopfen Strümpfe, spielen Klavier usw. *Es ist so leicht möglich, sich durch Bewegung geistig und körperlich fit und frisch zu halten. Denn ein Tag ohne zusätzliche Bewegung ist ein verlorener Tag!*

Beispiele für ein bewegtes Leben

Zeichnungen von Karl Bihlmeier als Taschenkarten! Die unten gezeigten Situationen sind nur Symbol-Beispiele. Hier sind besonders kleinmotorische Fingerfertigkeiten, Balance- und Koordinationsmöglichkeiten gemeint, wie z. B. Strümpfe stopfen, Kartoffeln schälen, Schuhe zubinden, Klavier oder Gitarre spielen, Unkraut zupfen, Computer schreiben, Zeichnen, Briefe schreiben mit der Hand, etc. (Dies jeweils als Themengruppe auf eine »Taschenkarte«, die man sich zielgerichtet als Animation/Erinnerung deponieren kann ...)

Beispiel Haus und Garten

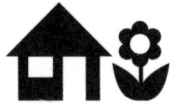

Tipp 1: Bewusst Kartoffeln schälen

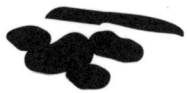

Tipp 2: Regelmäßig eine Stopf- und Flickstunde ein-
planen

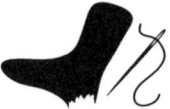

Tipp 3: Regelmäßig die Schuhe putzen

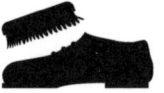

Tipp 4: Jeden Tag ein wenig Unkraut zupfen

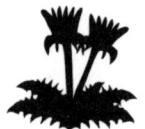

Tipp 5: Das Brot mit der Hand schneiden

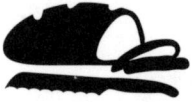

Tipp 6: Öfter mal eine Postkarte oder einen Brief schreiben

Beispiel Familie

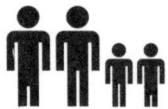

Tipp 1: Jeden Abend eine halbe Stunde spazieren gehen

Tipp 2: Einmal in der Woche ein Würfelspiel spielen

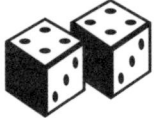

Tipp 3: Krocket im Garten, Vikinger Schach, Federball, Boccia, Dart etc.

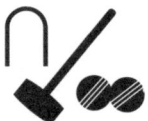

Tipp 4: Abwechselnd Tisch decken, Hund ausführen, abwaschen, Wäsche aufhängen etc.

Tipp 5: Abwechselnd staubsaugen, Betten machen, Zimmer aufräumen

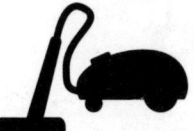

Tipp 6: Bürgersteig kehren, Schnee fegen, Mülleimer leeren

Beispiel Autofahren

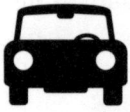

Tipp 1: Ausatmen und die Schultern fallen lassen. Bauch einziehen – fünf Sekunden halten – locker lassen. Immer wieder möglichst viele Muskeln kurz an- und entspannen.

Tipp 2: Immer wieder die Schultern wechselweise anheben, Gesäß- und Bauchmuskeln anspannen, Lenkrad »zusammendrücken« und »auseinanderziehen«.

Tipp 3: Rhythmische Beckendrehungen machen (wie bei Hula-Hoop), um die Wirbelsäule zu entspannen.

Tipp 4: Knie im Sitzen wechselweise vor- und zurück-schieben (natürlich nur bei haltendem Fahr-zeug) oder im Stehen auf den Zehenspitzen wippen (nur auf dem Parkplatz).

Tipp 5: Schultern vor- und zurückziehen und Schul-terblätter zusammendrücken. Außerhalb des Fahrzeuges kann man die Hände und Arme wie leere Schläuche ausschütteln.

Tipp 6: Bei Pausen die Hände abwechselnd mit der Handfläche nach oben drehen. Die Finger-spitzen werden mit der anderen Hand nach unten gezogen.

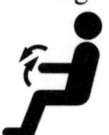

Beispiel Büro

Tipp 1: Beim Telefonieren aufstehen

Tipp 2: Immer wieder die Schultern wechselweise anheben, Gesäß- und Bauchmuskeln anspannen.

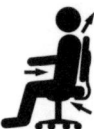

Tipp 3: Rhythmische Beckendrehungen machen (wie bei Hula-Hoop), um die Wirbelsäule zu entspannen.

Tipp 4: Oft aufstehen, herumgehen

Tipp 5: Im Stehen auf den Zehenspitzen wippen

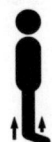

Tipp 6: In den Pausen die Hände abwechselnd mit der Handfläche nach oben drehen. Die Fingerspitzen werden mit der anderen Hand nach unten gezogen.

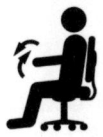

Beispiel Kindergarten und Schule

Tipp 1: Orientierungslauf auf dem Spiel-/Schulhof

Tipp 2: Hüpfekästchen, Gummitwist, Seilspringen zu
mehreren

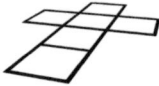

Tipp 3: Fingerspiele

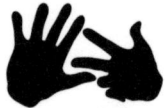

Tipp 4: Basteln, Scheerenschnitte, Flechten

Tipp 5: Handarbeiten, Sticken, Stricken, Stopfen, Knopf annähen

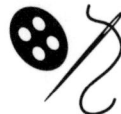

Tipp 6: Spiele wie: Wer fürchtet sich vorm schwarzen Mann? Fischer, Fischer, wie tief ist das Wasser? Treibball, Brennball, Völkerball, Volleyball, Basketball

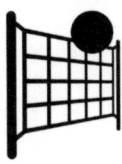

Besonders empfehlenswerte Sportarten

- Golf spielen
- Wandern
- Reiten
- Orientierungslaufen
- Tanzen (Volkstanzen)
- Fußball
- Handball
- Basketball
- Volleyball
- Tennis
- Sowie alle Spielarten, bei denen die Hände (Wikinger Schach) oder Finger (Mensch ärgere dich nicht) besonders beteiligt sind

Quellenverweise

[1] Professor Claus Vögele vom Clinical and Health Psychology Research Centre an der Londoner Roehampton University in »Rheinischer Merkur«, Sonderveröffentlichung Merkur Plus Nr. 2 vom 11. 1. 2007, S. 35

[2] Dr. Fazale Rana, Biochemiker vom Forschungsinstitut »Reasons to Believe« (Gründe für den Glauben), Glendora, US-Bundesstaat Kalifornien, in »idea Spektrum« 13/2006, S. 12

[3] ebda.

[4] Sport als medizinisches Allheilmittel. »Früher waren es die 65-Jährigen, die Diabetes bekamen, heute sind es fünfjährige Kinder«, so Braumann. Das Problem ist bekannt. »Bis zum Zweiten Weltkrieg wurden Menschen krank, weil sie zu viel körperlich gearbeitet und zu wenig gegessen haben«, so Professor Klaus Michael Braumann vom Universitätsklinikum Eppendorf/Hamburg. »Heute bewegen sich Menschen zu wenig und essen zu viel.« Die Energietanks der Muskeln sind überfüllt, und der Körper versucht sich vermehrt mit Insulinausschüttung zu helfen. Aber irgendwann ist dieser Mechanismus erschöpft, und es entsteht Diabetes. Die Lösung indes scheint ganz einfach: mehr Bewegung. Aber die erste Universitätsklinik Deutschlands, die Bewegung als Medizin anbietet, wird nach Braumanns Angaben das Universitätsklinikum Eppendorf (UKE) sein. »Nicht nur

Diabeteskranke, auch Patienten mit Bluthochdruck, Krebs oder multipler Sklerose profitieren von Bewegungstherapie«, erklärt Baumann. In manchen Fällen sogar besser als durch eine Tablette. In Studien weltweit wird die »Heilkraft der Bewegung« betont. So beeinflusst Bewegung die Hormon- und Enzymbildung. Diese wiederum regt die Ausschüttung des Glückshormons Dopamin an – was bei Depressionen hilft. Für den ersten Schritt in ein bewegtes Leben ist es auch in höherem Alter nicht zu spät. »Hauptsache, man tut etwas«, so Braumann. Die Gefahr von altersbedingten Knochenbrüchen kann so reduziert, Altersdemenz hinausgezögert werden. Wie wichtig Bewegung ist, zweifelt kaum noch jemand an. »Trotzdem sind rund 60 Prozent der über 60-jährigen Menschen nicht in der Lage, ohne Pause drei Stockwerke zu Fuß zu gehen«, so Braumann. Für jeden verstauchten Daumen gebe es Physiotherapie, so Braumann. Bewegung auf Rezept bei Diabetes oder Bluthochdruck hingegen sei kaum machbar. »Es ist einfacher, eine Tablette zu nehmen«, sagt der Arzt. Im sportmedizinischen Institut werden alle Patienten auf Herz, Lunge, Muskulatur, Blutwerte und ihren Bewegungsapparat geprüft. Danach erhalten sie ein maßgeschneidertes Training als therapeutische Maßnahme. Jana Tiemann, Welt-Online vom 4. August 2008

[5] Prof. Dr. Wildor Hollmann, Sportärztliche Weiterbildung im Kurhaus auf Langeoog, 16. 6. 2004

[6] Phillip Day, »Der Kampf um die Gesundheit«, Credence Publications, Tonbridge, England, S. 15–26

[7] Dr. Luca Deiana, Universität Sassari, Sardinien in »Der Spiegel Special« 4/2006, S. 109

[8] Norbert F. Pötzl, Spiegel Special »Bewegung ist alles«, 4/2006, S. 113

[9] Hundert Jahre alt werden. Die japanische Insel Okinawa ist reich an über Hundertjährigen. Aber das bei uns so gefürchtete Rentenproblem gibt es nicht, denn man kennt dort keinen Ruhestand. Dazu gibt es kaum Herz-Kreislauf-Kranke, die Krebsrate zählt zu den niedrigsten auf der Welt. Alzheimer ist äußerst selten. Das Geheimnis des Altwerdens liegt in der Ernährung (8 x am Tag in kleinen Portionen Gemüse, Hülsenfrüchte, Sojabohnen, Fisch, ab und zu mal Schweinefleisch und ein Schlückchen Reiswein). Sie essen nur bis der Magen zu 80 % voll ist. Sie zeichnen sich durch geistige und körperliche Beweglichkeit und eine tiefe Spiritualität aus. Prof. Kazuhiko Taira, Ryukyu Universität Okinawa, in »Ärztliche Praxis – Gesundheitszeitung« Ausg. 3, März 2004, S. 2

[10] Marius Born in »Die Welt« vom 20. 1. 2007, S. R1

[11] »Die Welt« vom 29. 5. 2008, S. 32

[12] Prof. Dr. med. Heinz Liesen, in »Golf-Magazin«, 5/2000, S. 10–13

[13] Prof. Dr. med. Wieland Kiess, Uni Krankenhaus Leipzig

[14] Dr. med. Christian Dohmen, Uni Köln in »Spiegel Special« 4/2006, S. 30

[15] Hochelastische Trampoline siehe www.bellicon.de

[16] Gert von Kunhardt, »Kleiner Aufwand – große Wirkung«, Vivavital Verlag, 51147 Köln, Frankfurter Str. 243

[17] Johannes Holler, Das neue Gehirn, in: Impulse 6/1996, S. 186

[18] Prof. Dr. med. Heinz Mechling, Sporthochschule Köln in TV-Arte in der Sendung »Bewegung, das neue Medikament« am 26. 6. 2007

[19] Regelmäßige Bewegung führt zur Vermehrung von Stammzellen. Prof. Dr. Hambrecht, Bremen in TV-Arte in der Sendung »Bewegung, das neue Medikament« am 26. 6. 2007

[20] Dr. med. Christine Graf, Sporthochschule Köln

[21] dto.

[22] Klaus Bös in TV-Arte in der Sendung »Bewegung, das neue Medikament« am 26. 6. 2007

[23] Michael Gasse, Peter Dobbelstein aus »Forum Schule« mit Genehmigung des GUVV Westfalen-Lippe. In i punkt 3/2004, Unfallkasse Sachsen

[24] Fachmagazin JAMA, Bd. 292, 2004, S. 1447 und 1454

[25] Dr. Joachim Schulz, »Basofil Life – Leben in Balance«, 1. Auflage 2006; www.schlankteam.de

[26] Schlaganfall kann durch Sauerstoffmangel Alzheimer nach sich ziehen. Kanadische Forscher haben jetzt herausgefunden, dass Sauerstoffmangel aufgrund von Durchblutungsstörungen die Ursache dafür ist. Schlechte Sauerstoffversorgung von Hirngewebe aktivierte bei Mäusen das Gen für ein Enzym, das an der Bildung des Beta-Amyloids beteiligt ist. »Sauerstoffmangel erhöht stark die Aktivität des BACE1-Gens, wodurch wiederum das Enzym Beta-Sekretase aktiviert und die Beta-Amyloid-Produktion gesteigert wird«, schreiben die Forscher um Weihong Song von der University of British Colum-

bia in Vancouver. Die Beta-Sekretase ist eines der Enzyme, die durch Spaltung eines Vorläuferproteins das Beta-Amyloid erzeugen, aus dem die krankhaften Ablagerungen bestehen. Gleichzeitig verschlechterte sich das Gedächtnis der Tiere. Endlich sei der molekulare Zusammenhang zwischen Gefäßerkrankungen und Alzheimer geklärt, sagen die Forscher. Als Therapie empfehlen sie gefäßerweiternde Bewegung, die das Gehirn mit ausreichend Sauerstoff versorgt. Wsa, »Die Welt« vom 23. 11. 2006, S. 31

[27] www.virginia.edu

[28] ddp/bdw – Barbara Witthuhn, 23. 2. 2007

[29] Michael Gasse, Peter Dobbelstein, Dopa Gesundheit, i punkt 3/2007

[30] Prof. Dr. med. Michael Braumann bei einer Diskussion der Hamburger Ärztekammer am 18. 2. 2004. »Die Welt« vom 19. 2. 2004, S. 35

[31] Wieland Freund, »Die Welt« vom 16. 6. 2007, S. 29

[32] »Warum Krankenkassen Ethikkurse anbieten müssten«, ideaSpektrum Nr. 22 vom 28. 5. 2008, S. 17

[33] www.bellicon.de

[34] Eva Kraftczy, Lüdenscheider Nachrichten, 12. 9. 1996

[35] vgl. Reiff et al. 1986

[36] siehe www.wikipedia.de

[37] Prof. Dr. med. Klaus Bös in TV-Arte in der Sendung »Bewegung, das neue Medikament« am 26. 6. 2007

[38] vgl. Bös et al. 2001

[39] www. sts-ghrf-ruesselsheim.bildung.hessen.de

[40] Hirnforscher Dr. Hannes Obertsen von Jutta Junge in »TV Hören und Sehen« vom 15. 9. 2006

[41] Prof. Dr. Nils Birbaumer, Hirnforscher, Uni Tübingen in seiner Dankesrede anlässlich des ihm verliehenen Gottfried-Wilhelm-Leibnitz-Preises am 17. 1. 1995 im Wissenschaftszentrum, Bonn

[42] Prof. Dr. Wildor Hollmann, Sportärztliche Weiterbildung im Kurhaus auf Langeoog, 16. 6. 2004